国家卫生和计划生育委员会"十二五"规划教材

全国中等卫生职业教育配套教材

供护理、助产专业用

五官科护理
学习指导

主　编　王增源　张秀梅

副主编　吴雅楠　古　源

编　者（以姓氏笔画为序）

王增源（云南省大理卫生学校）

古　源（广东省湛江卫生学校）

杨瑜瑕（云南省大理卫生学校）

吴雅楠（山西省长治卫生学校）

张同良（山东省莱阳卫生学校）

张秀梅（河南理工大学医学院）

范国正（湖南省娄底市卫生学校）

姜宪辉（大连铁路卫生学校）

人民卫生出版社

图书在版编目（CIP）数据

五官科护理学习指导/王增源，张秀梅主编. —北京：人民卫生出版社，2015

ISBN 978-7-117-21821-4

Ⅰ.①五… Ⅱ.①王… ②张… Ⅲ.①五官科学－护理学－医学院校－教学参考资料 Ⅳ.①R473.76

中国版本图书馆 CIP 数据核字(2015)第 287267 号

| 人卫社官网 | www.pmph.com | 出版物查询，在线购书 |
| 人卫医学网 | www.ipmph.com | 医学考试辅导，医学数据库服务，医学教育资源，大众健康资讯 |

五官科护理学习指导

主　　编：王增源　张秀梅

出版发行：人民卫生出版社（中继线 010-59780011）

地　　址：北京市朝阳区潘家园南里 19 号

邮　　编：100021

E - mail：pmph @ pmph.com

购书热线：010-59787592　010-59787584　010-65264830

印　　刷：北京人卫印刷厂

经　　销：新华书店

开　　本：787×1092　1/16　　印张：7

字　　数：175 千字

版　　次：2016 年 2 月第 1 版　2016 年 2 月第 1 版第 1 次印刷

标准书号：ISBN 978-7-117-21821-4/R・21822

定　　价：15.00 元

打击盗版举报电话：010-59787491　E-mail：WQ @ pmph.com

（凡属印装质量问题请与本社市场营销中心联系退换）

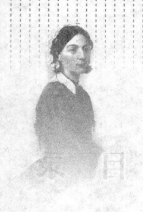

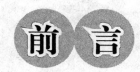

前言

　　《五官科护理学习指导》是根据全国中等卫生职业教育"十二五"规划教材《五官科护理》（第3版）配套规划编写的。

　　本书的编写思路是：源于教材，紧扣教材，但不同于教材，是对教材内容的提炼、加工、精简和概括，简单明了，便于学生学习和掌握，起到指导作用。本书每章设置了"学习提示"、"教材概要"、"注意事项"、"测试题"四个栏目。"学习提示"对本章学习重点及重要性进行提示，同时对学习本章内容给予总体指导；"教材概要"对教材内容进行提炼、加工、精简和概括；"注意事项"是对护理评估、治疗、护理措施以及预防中的常见问题进行提示；"测试题"包括选择题、名词解释、简答题，选择题全部为单选题，并附参考答案。

　　本书在编写过程中，得到了各编者所在单位的大力支持，各编者做了大量工作，在此一并表示诚挚的谢意。

　　由于编者水平有限，编写时间仓促，本书难免有不足和错漏之处，恳请广大读者批评指正。

王增源　张秀梅

2015 年 12 月

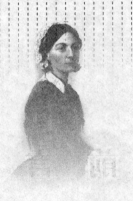

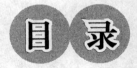

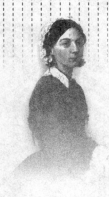

第一部分　眼科护理

第一期 組織學理

第一章　眼的应用解剖及生理

【学习提示】 "没有解剖学就没有医学"，同样，没有眼的解剖就没有眼科临床和护理。所以，要学好眼科学就必须首先要学好眼的解剖，可以这样理解：有什么样的结构就会有什么样的生理功能，需要什么样的生理功能就会有什么样的结构，也就是说解剖和生理是密切联系的，眼球和机体一样是一个有机的整体。所以，要学好这一章关键要在理解基础上记忆，记忆基础上理解，联系眼科检查和临床。

【教材概要】

一、眼的解剖生理

眼由眼球、视路和眼附属器组成，是人体重要的感觉器官，约90％的外界信息是通过眼获得的。眼球接受外界信息并将其转为神经冲动，经视路传递到大脑枕叶视中枢，形成视觉。眼附属器有保护、运动眼球等辅助作用。

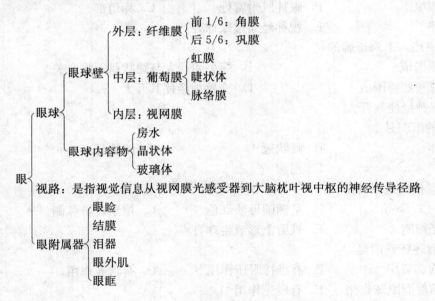

二、主要结构的功能或特点

1. 纤维膜　有维持眼球形状和保护眼内组织的功能。
2. 角膜特点　透明性、敏感性、屈光性。
3. 巩膜特点　呈瓷白色、质地坚韧。
4. 葡萄膜　又称血管膜、色素膜，有营养和遮光的作用。

虹膜：呈圆盘状，将眼球前部腔隙分隔成前房和后房，黄种人一般为棕褐色

分为 腄状体：调节晶状体屈度，腄状突可分泌房水，维持正常眼内压

脉络膜：具有营养眼内组织和遮光作用

5. 视网膜　视锥细胞感受强光（明视觉）和色觉，主要集中在黄斑区；视杆细胞感受弱光（暗视觉），分布在视网膜周边部，视网膜血管为终末型血管。

6. 房水　由腄状突上皮细胞产生的无色透明液体，具有营养与屈光作用、参与眼的代谢、维持眼内压。

7. 晶状体　晶状体是富有弹性的透明的双凸透镜，主要功能是参与眼的屈光与调节。

8. 玻璃体　为无色透明胶质体，主要作用是屈光及支撑视网膜。

9. 眼附属器　具有保护、支持和运动眼球作用。

10. 泪液　具有营养、清洁、杀菌、湿润作用。

【测试题】

一、选择题

1. 对眼球外层的描述，**错误**的是
    A. 由坚韧的纤维组织组成　　　　　　B. 有保护作用
    C. 透明部分是角膜　　　　　　　　　D. 乳白色部分是巩膜
    E. 角膜和巩膜交界处是赤道部

2. 巩膜最薄处为
    A. 角巩膜缘　　　　B. 眼外肌附着处　　　　C. 赤道部
    D. 后极部　　　　　E. 视神经通过眼球处

3. 对瞳孔的描述，下列正确的是
    A. 由角膜围成　　　　　　　　　　　B. 缩小和开大与腄状肌舒缩有关
    C. 由角膜和虹膜围成　　　　　　　　D. 交感神经使其开大
    E. 副交感神经使其开大

4. 分泌房水的组织是
    A. 腄状体　　　　　B. 腄状冠　　　　　　　C. 腄状环
    D. 腄状突　　　　　E. 泪腺

5. 对视神经盘描述**错误**的是
    A. 直径约 1.5mm　　B. 呈椭圆形淡红色　　　C. 位于黄斑鼻侧
    D. 有感光细胞　　　E. 视野上形成生理盲点

6. 对房水的叙述**错误**的是
    A. 充满前、后房　　B. 有维持眼压作用　　　C. 有营养作用
    D. 有清洁湿润眼球作用　　E. 有屈光作用

7. 对泪液的分泌和作用的叙述，**错误**的是
    A. 由泪腺分泌　　　B. 有清洁结膜囊的作用　　C. 有湿润眼表的作用
    D. 有杀菌的作用　　E. 有维持眼压作用

8. 黄斑中心凹视觉最敏锐是由于
    A. 视神经纤维比较密集　　　　　　　B. 有大量的视锥细胞
    C. 是神经纤维汇总区　　　　　　　　D. 有大量的视杆细胞

　　E. 距视神经盘最近

9. 眼球结构中具有调节作用的是

　　A. 睫状体　　　　　　B. 睫状冠　　　　　　C. 睫状环

　　D. 瞳孔括约肌　　　　E. 睫状肌

10. 眼球结构中起遮光作用的是

　　A. 角膜　　　　　　　B. 巩膜　　　　　　　C. 葡萄膜

　　D. 视网膜　　　　　　E. 巩膜和葡萄膜

11. 屈光系统**不包括**的是

　　A. 晶状体　　　　　　B. 角膜　　　　　　　C. 房水

　　D. 虹膜　　　　　　　E. 玻璃体

二、名词解释

1. 角巩膜缘　　　　　　　4. 视神经盘

2. 瞳孔　　　　　　　　　5. 结膜囊

3. 黄斑　　　　　　　　　6. 调节

三、简答题

1. 请画出眼球水平切面图并阐述眼球的结构。

2. 眼的屈光系统由哪些结构组成?

【选择题参考答案】

1. E　　2. B　　3. D　　4. D　　5. D　　6. D　　7. E　　8. B　　9. C

10. E　　11. D

（王增源）

第二章　眼科护理概述

【学习提示】　眼是人体最重要的感觉器官，结构非常精细，与全身多个器官关系密切，因此眼科护理评估非常重要。要熟悉眼科病人的常见症状，熟练掌握视功能检查操作要领并做好记录，做出准确的护理诊断，制定合理的护理措施，做好眼科手术病人的常规护理。

【教材概要】

眼科疾病的特征
1. 眼部症状突出
2. 病人心理症状明显
3. 常伴全身相关疾病

眼科护理的特征
1. 树立以人的健康为中心的护理观
2. 具备敏锐的病情观察能力
3. 具有眼科专科护理的操作能力
4. 具备心理护理与健康指导能力

常见症状和体征
视功能障碍：视力下降、视野缺损、视物变形、色觉障碍等
感知异常：眼痛、畏光、异物感等
外观异常：眼部充血、眼部肿胀、眼分泌物、流泪和泪溢

1. 视力即视敏度　指视器辨别物体形状与大小的能力，分中心视力与周边视力。中心视力反映视网膜黄斑中心凹处的视觉敏锐度，是最主要的视功能，可分为远视力及近视力。周边视力又称为视野。

2. 视功能检查　视功能检查包括视力、视野、色觉、暗适应、立体视觉、视觉电生理等方面，这些检查大部分属于主观检查。因此，检查者要态度和蔼，动作轻巧，以取得受检者的理解和配合，获得准确的结果。

远视力检查方法及结果记录

	距　　离	检　　查	记　　录
1	在 5m 处	找出双眼最佳辨认行	该行为被测者的远视力
2	5m 不能辨别最大视标	向视力表移近至辨清，记下距离	视力＝d/5×0.1 （d 为距离，单位：m）
3	移到视力表前 1m 仍不能辨别最大视标	指数检查	记录：数指/40cm

续表

距　离	检　查	记　录
4 若在 5cm 处仍不能辨清手指	检查手动	记下能辨别手动的距离，如"眼前手动/30cm"
5 不能辨别手动	检查光感、光定位	用"＋"表示能确定，用"－"表示不能确定，检测 9 个方位

　　3. 视野是当眼向前方固视某一点时所见的空间范围，反映视网膜周边部功能，故亦称周边视力。距注视点 30°以内的范围称为中心视野，30°以外称为周边视野。视野检查对眼底病、视路疾病及青光眼的诊断有重要价值。检查方法主要有对比法、弧形视野计、平面视野计等。

　　4. 眼各部检查 ⎰ 眼附属器检查：眼睑、泪器、结膜、眼球位置及运动、眼眶
　　　　　　　　　⎨ 眼前段检查：角膜、巩膜、前房、虹膜、瞳孔、晶状体
　　　　　　　　　⎩ 眼后段检查：玻璃体、眼底

结膜充血与睫状充血的区别

项　目	结膜充血	睫状充血
部位	近穹隆部结膜充血明显	近角膜缘充血明显
颜色	鲜红色	暗红色
血管形态	呈网状、树枝状，轮廓清楚	呈放射状，轮廓不清
移动性	随球结膜推动而移动	不随球结膜推动而移动
分泌物	多有	少或无
充血原因	结膜炎	角膜炎、虹膜睫状体炎、青光眼

　　5. 眼压检查　眼内压简称眼压，是眼球内容物作用于眼球壁的压力。测量眼压对青光眼的诊断及治疗具有重要意义，正常眼压范围为 10～21mmHg。测量方法：指测法和眼压计测量法（Schiotz 眼压计、Goldmann 眼压计、非接触眼压计）

　　　　　　　　　　　　　⎰ 1. 术前检查
　　　　　　　手术前常规护理 ⎨ 2. 心理护理
　　　　　　　　　　　　　　　 3. 术前专科准备
　　　　　　　　　　　　　⎩ 4. 协助病人做好个人卫生

　　　　　　　　　　　　　⎰ 1. 一般护理
　　　　　　　　　　　　　　 2. 护理观察
　　　　　　　手术后常规护理 ⎨ 3. 饮食护理
　　　　　　　　　　　　　　 4. 用药护理
　　　　　　　　　　　　　⎩ 5. 出院指导

眼科护理管理

项　　目	内　　容
一、眼科门诊护理管理	开诊前的准备：诊室环境、诊室物品
	有序地组织病人就诊，协助医生检查：就诊秩序、协助检查、护理指导
二、眼科暗室护理管理	环境
	仪器管理
三、眼科治疗室护理管理	室内卫生
	定期消毒
	规范操作
	出院指导
	防止交叉感染
四、眼科激光室护理管理	激光室要有警告表示，无关人员不得入内
	眼科激光设备需要专人保管，防潮、防尘，严格按照操作要求操作
	激光室墙面不宜使用反光涂料，工作区内不宜放置镜面反射物品 加强安全教育，工作人员工作时穿防护服及佩戴防护眼罩
五、眼科病房护理管理	病室环境
	病室介绍
	护理指导

【测试题】

一、选择题

1. 远视力检查距离为
   A. 2m   B. 3m   C. 4m
   D. 5m   E. 6m

2. 近视力表检查的距离为
   A. 20cm   B. 30cm   C. 40cm
   D. 50cm   E. 60cm

3. 如果在 3m 处才能看清 0.1 行视标，则该眼视力为
   A. 0.2   B. 0.1   C. 0.06
   D. 0.04   E. 0.02

4. 如走到视力表前多远仍不能识别 0.1 最大视标，则检查指数
   A. 5m   B. 4m   C. 3m
   D. 2m   E. 1m

5. 色觉检查反映以下何种细胞功能
   A. 视锥细胞   B. 视杆细胞   C. 双极细胞
   D. 节细胞   E. 以上都不是

6. 正常眼压范围为
   A. 10～20mmHg
   B. 10～21mmHg
   C. 11～20mmHg
   D. 11～21mmHg
   E. 以上都不对

7. 中心视野的范围为
   A. 10°以内
   B. 20°以内
   C. 30°以内
   D. 40°以内
   E. 50°以内

8. 正常瞳孔直径约
   A. 2～3mm
   B. 2～3.5mm
   C. 2～4mm
   D. 2.5～3.5mm
   E. 2.5～4mm

9. 眼前段不包括
   A. 角膜
   B. 房水
   C. 虹膜
   D. 玻璃体
   E. 晶状体

10. 眼科治疗室需每日紫外线消毒室内
    A. 10分钟
    B. 20分钟
    C. 30分钟
    D. 40分钟
    E. 50分钟

二、名词解释

1. 视力　　2. 视野　　3. 眼压

三、简答题

1. 简述远视力的检查方法。
2. 简述结膜充血和睫状充血的区别。

【选择题参考答案】

1. D　　2. B　　3. C　　4. E　　5. A　　6. B　　7. C　　8. E　　9. D
10. C

（杨瑜瑕）

第三章 眼睑及泪器病病人的护理

【学习提示】 眼睑是眼眶的门户，是眼球安全的重要屏障，反射性的闭睑动作，能有效防止理化、暴力等各种有害因素对眼球的损伤，通过瞬目运动不但可以及时除去黏附在眼球表面的尘埃和微生物，还能形成泪液膜，保持眼表湿润、角膜光滑透明；睫毛就像是门帘一样，可以阻挡灰砂、汗水进入眼内，减少强光刺激。另外，眼睑也是颜面仪容的重要组成部分，一旦眼睑发生病变，眼睑和眼球的正常解剖关系发生紊乱，就会影响到眼的正常功能或面部的美观。对眼睑内外翻的病人要注意角膜保护以预防角膜炎发生，要认识到睑腺炎处理不当会引起眼眶蜂窝织炎及颅内海绵窦感染。

一、睑腺炎

【教材概要】

1. 睑腺炎 是眼睑腺体的急性化脓性炎症。睑板腺感染称内睑腺炎；睫毛毛囊或其附属的皮脂腺、变态汗腺感染称外睑腺炎，俗称麦粒肿。

2. 患处红、肿、热、痛、硬结及压痛；球结膜水肿；2～3天后形成黄白色脓点。

3. 外睑腺炎和内睑腺炎的不同表现。

4. 早期局部热敷或理疗；眼部使用抗生素滴眼液或眼药膏，严重病人全身用药；脓肿形成后切开排脓。

【注意事项】

1. 禁忌挤压 脓肿未成熟时禁忌针挑或切开，以免感染扩散，导致败血症、海绵窦血栓性静脉炎等。

2. 脓肿成熟后切开排脓 外睑腺炎在皮肤面切开，切口与睑缘平行；内睑腺炎在睑结膜面切开，切口与睑缘垂直，刀刃向着睑缘以免误伤角膜。

二、睑板腺囊肿

【教材概要】

1. 睑板腺囊肿是睑板腺口阻塞，腺体的分泌物潴留在睑板内，刺激周围组织产生慢性炎性肉芽肿。多由于睑板腺分泌旺盛，睑板腺口阻塞引起。好发于儿童和青壮年。

2. 表现为眼睑皮下有单个或多个大小不等的圆形肿块，无红肿、压痛，与皮肤无粘连。如囊肿溃破，睑结膜面有肉芽肿形成。

3. 无自觉症状，小的睑板腺囊肿无须治疗；有症状或囊肿大者可向囊肿内注射糖皮质激素或行睑板腺囊肿摘除术，护士配合医生完成手术。

【注意事项】

1. 继发感染后，临床表现同内睑腺炎。

2. 多次发病者或老年病人应将切除物送病理检查，以排除睑板腺癌。

3. 术后指导病人用手掌压迫手术部位预防出血。

三、睑内翻与倒睫

【教材概要】

1. 睑内翻是指睑缘向眼球方向卷曲的一种位置异常。倒睫是指睫毛向后生长并触及眼球的一种反常现象，无睑缘内翻。睑内翻与倒睫常并存。

2. 睑内翻可分为：①瘢痕性睑内翻；②痉挛性睑内翻；③先天性睑内翻。睑内翻与倒睫的主要表现是睫毛或睑缘摩擦结膜、角膜后，眼部出现异物感、刺痛、畏光、流泪；角膜混浊时视力下降。

3. 治疗与护理 ①拔除睫毛；②手术治疗瘢痕性睑内翻；③痉挛性睑内翻可行肉毒杆菌毒素 A 局部注射；④先天性睑内翻定期复查。

【注意事项】 防止并发角膜炎、角膜溃疡，一旦出现炎症应及时用药物治疗。有较多倒睫以及睑内翻严重者，行睑内翻矫正术，以求彻底治愈。

四、睑闭合不全

【教材概要】

1. 睑闭合不全又称兔眼，指上、下睑不能完全闭合导致眼球部分暴露的状况。少数人睡眠时，有不暴露角膜的睑裂缝隙称生理性兔眼。

2. 常见的原因 眼睑外翻、眼球突出、眼睑缺损、全麻和重度昏迷都可以发生。

3. 主要表现 泪溢、眼干涩；发生暴露性角膜炎时有眼痛、视力下降；结膜充血、干燥、肥厚和过度角化甚至角膜溃疡。

4. 治疗与护理要点 针对病因治疗、保护角膜治疗、减少并发症发生。

【注意事项】 病因未除去者应采取有效措施保护角膜，防止发生暴露性角膜炎。可滴人工泪液、戴湿房眼镜保持角膜湿润，必要时配合医生行睑缘缝合术。

五、上睑下垂

【教材概要】 上睑下垂是指上睑部分或全部不能提起所造成的下垂状态，即在向前方注视时上睑遮盖角膜上缘超过 2mm。

常见病因有先天性和后天性两大类。主要表现有患眼上睑位置低于正常，病人皱额抬眉，额纹加深，眉毛高竖，仰头视物表现。

【注意事项】 先天性上睑下垂如果遮盖瞳孔，应早手术，尤其是单眼患儿，手术时间最迟不宜超过 2 岁，以避免弱视形成。后天性上睑下垂保守治疗 1 年左右，无效时考虑手术治疗。

六、泪囊炎

【教材概要】 泪囊炎是泪囊黏膜急性或慢性感染。好发于中老年女性，主要原因为金黄色葡萄球菌、溶血性链球菌等感染所致。主要症状是泪溢，指压泪囊大量黏脓性分泌物自泪小点溢出。

【注意事项】

1. 如果发生眼外伤或施行内眼手术，容易导致细菌性角膜溃疡或化脓性眼内炎。

2. 每次抗生素眼液滴眼前先挤出泪囊分泌物，以使滴眼液较充分地进入泪囊发挥作用。

【测试题】

一、选择题

1. 睑腺炎是眼睑腺体的
   - A. 慢性炎症
   - B. 过敏性炎症
   - C. 急性化脓性炎症
   - D. 病毒感染性炎症
   - E. 肉芽肿性炎症

2. 睑板腺囊肿是睑板腺口阻塞，腺体的分泌物潴留在睑板内，刺激周围组织产生
   - A. 慢性炎症
   - B. 过敏性炎症
   - C. 急性化脓性炎症
   - D. 癌变
   - E. 慢性炎性肉芽肿

3. **不可能**引起角膜炎症的疾病是
   - A. 睑内翻倒睫
   - B. 上睑下垂
   - C. 睑闭合不全
   - D. 干眼症
   - E. 慢性泪囊炎

4. 张阿姨，56岁，慢性泪囊炎多年，昨天突然右侧泪囊部位红肿、压痛，体温升高，最有可能的诊断是
   - A. 急性泪囊炎
   - B. 睑内翻倒睫
   - C. 睑板腺囊肿
   - D. 上睑下垂
   - E. 睑腺炎

5. 李大爷早上去公园锻炼回来，感觉左眼睁不开，随去眼科就诊，诊断为上睑下垂（左眼）。**不相关**的病因是
   - A. 糖尿病
   - B. 高血压
   - C. 颅内病变
   - D. 重症肌无力
   - E. 心脏病

（6～8题共用题干）

病人张女士，因右眼上睑红、肿、痛就诊，医生检查后诊断为急性外睑腺炎。

6. 早期正确的护理是
   - A. 局部热敷
   - B. 局部冷敷
   - C. 切开排脓
   - D. 将脓液挤出
   - E. 用针挑开

7. 如果外睑腺炎脓肿形成后需要手术，切口正确的是
   - A. 在皮肤面与睑缘垂直
   - B. 在皮肤面与睑缘平行
   - C. 在结膜面与睑缘垂直
   - D. 在结膜面与睑缘平行
   - E. 皮肤面的弧形切口

8. 对睑腺炎描述**错误**的是
   - A. 热敷可以促进炎症恢复
   - B. 挤压排脓可能导致感染扩散
   - C. 尽早切开排脓
   - D. 对于体质较弱的病人注意观察有无头痛、发热等全身症状
   - E. 分内、外睑腺炎

（9～10题共用题干）

女性，50岁，右眼泪溢半年，检查：右眼结膜慢性充血，指压泪囊区有大量脓性分

泌物自泪点溢出，诊断：右眼慢性泪囊炎。

9. 病人的护理诊断正确的是

    A. 潜在并发症是角膜炎   B. 流泪   C. 冲洗泪道有脓液流出

    D. 结膜充血   E. 眼睑皮肤糜烂

10. 病人护理措施中**错误**的是

    A. 抗生素眼药水滴眼

    B. 抗生素溶液冲洗泪囊

    C. 直接行泪道探通术

    D. 泪道冲洗，脓液消失后可进行泪道探通术

    E. 向病人解释及时治疗疾病的必要性

二、名词解释

1. 麦粒肿   4. 睑闭合不全

2. 霰粒肿   5. 上睑下垂

3. 睑内翻倒睫

三、简答题

1. 患儿，女，2 岁。母亲代诉：自出生畏光、流泪。检查患儿较胖，灯照时畏光、流泪，下睑内眦部睫毛向内生长并摩擦角膜，诊断为先天性睑内翻。

（1）患儿的护理评估内容包括哪些？

（2）对患儿的护理措施有哪些？

2. 李女士因下眼袋手术导致瘢痕性睑外翻。

（1）遵医嘱护士应对李女士采取哪些保护角膜的护理措施？

（2）如何对李女士进行健康教育？

【选择题参考答案】

1. C   2. E   3. B   4. A   5. E   6. A   7. B   8. C   9. A

10. C

第四章　结膜病与角膜病病人的护理

【学习提示】　大部分结膜表面暴露于外界，结膜囊通过睑裂直接与外界相通，容易受到外界环境中各种理化因素的刺激和微生物的侵袭。结膜组织中血管和淋巴系统与全身相应结构直接沟通，全身性疾病可波及结膜，邻近部位的疾病也可直接蔓延到结膜。因此，结膜疾病发病率高，其中传染性结膜炎最为常见。

　　角膜病是我国的主要致盲眼病之一，在防盲治盲工作中占有重要地位。角膜无血管，修复功能差，神经丰富，疼痛感觉敏锐。角膜炎常见症状包括刺激症状（眼痛、畏光、流泪、眼睑痉挛）和视力下降。典型体征包括睫状充血、角膜溃疡和前房反应（房水混浊或前房积脓）。

　　在角膜溃疡愈合过程中，会在角膜上遗留厚薄不等的瘢痕（云翳、斑翳、白斑），瘢痕不在瞳孔区者，视力一般影响不大；在瞳孔区者或者有较大的瘢痕，可伴有新生血管伸入，视力影响严重。溃疡穿孔的病例，可继发性青光眼、角膜葡萄肿等而导致眼球萎缩。

一、急性细菌性结膜炎

【教材概要】　急性细菌性结膜炎是由细菌感染结膜所致的急性传染性眼病，俗称"红眼病"，按发病的快慢分为超急性细菌性结膜炎和急性细菌性结膜炎。常见症状有异物感、畏光、流泪，并发角膜炎时视力下降。

　　1. 超急性细菌性结膜炎　是由淋球菌、脑膜炎奈瑟菌引起的传染性极强的化脓性结膜炎。传播途径为生殖器→眼、生殖器→手→眼接触感染。眼睑、结膜高度水肿和充血，大量脓性分泌物，俗称"脓漏眼"。

　　2. 急性细菌性结膜炎　常见的致病菌有科韦杆菌、肺炎双球菌、金黄色葡萄球菌、流感嗜血杆菌等。常双眼同时或相隔1～2天发病。结膜充血水肿，大量黏脓性分泌物。

　　3. 针对病因，选择有效抗生素局部清洗、点眼药，重症感染应全身用药。

【注意事项】

1. 急性期禁止包扎和热敷患眼。

2. 急性期病人需隔离，以避免传染，防止流行。

3. 医护人员在接触病人前后要洗手、消毒，防止交叉感染。

4. 做眼部检查时，先查健眼后查患眼。接触过病眼及其分泌物的仪器、用具等都要及时消毒，用过的敷料要烧毁。

二、病毒性结膜炎

【教材概要】

1. 病毒性结膜炎发病急、传染性强。临床上最常见的类型是流行性角结膜炎和流行性出血性结膜炎。好发于夏秋季节。由腺病毒 8、19、29、37 型或 70 型肠道病毒引起，偶可由柯萨奇病毒 A24 型引起，传染性极强，主要通过接触传染。

2. 常见症状 异物感、眼痛、畏光、流泪，并发角膜炎时视力下降。

3. 常见体征 球结膜充血水肿，结膜下点状或片状出血，睑结膜滤泡形成，水样分泌物，部分病人可发生浅层点状角膜炎，耳前淋巴结肿大，压痛。

4. 治疗与护理 以局部用抗病毒药物为主，合并角膜炎、混合感染者，可配合使用抗生素眼药水。

【注意事项】

1. 忌包扎和热敷患眼。

2. 慎用糖皮质激素滴眼液。

3. 急性期病人需隔离，以避免传染，防止流行。

病毒性结膜炎与急性细菌性结膜炎的鉴别

鉴别要点	病毒性结膜炎	急性细菌性结膜炎
病因	腺病毒、肠道病毒等	科韦杆菌、肺炎双球菌等
自觉症状	摩擦感、疼痛、畏光、流泪	烧灼感、异物感
视力	并发角膜炎时视力下降	一般不受影响
充血状态	重度充血、有时为混合性结膜下点状或片状出血	中度或重度结膜充血
角膜	可发生浅层点状角膜炎	较少累及角膜
分泌物	水样	黏液脓性
耳前淋巴结	常肿大且有压痛	无
治疗及护理	局部用抗病毒药物为主	局部点用有效抗生素眼液为主

三、沙眼

【教材概要】 沙眼是由沙眼衣原体引起的一种慢性传染性结膜炎。因病人异物感明显，检查时睑结膜表面有粗糙不平的外观，形似沙粒，故名沙眼。

1. 沙眼的诊断标准 凡有上穹隆部和上睑结膜血管模糊充血、乳头增生、滤泡形成，并有以下三项之一者：①角膜血管翳；②上穹隆部和上睑结膜出现瘢痕；③结膜刮片检查检出沙眼包涵体，可诊断为沙眼。

2. 治疗与护理要点 局部白天点用抗生素滴眼液，夜间涂抗生素眼膏，疗程持续10～12 周。

【注意事项】

1. 准确掌握沙眼的诊断标准，不误诊、漏诊。

2. 点用眼药水、涂眼膏要规律，疗程要够。

四、免疫性结膜炎

【教材概要】 免疫性结膜炎又称为变态反应性结膜炎，是结膜对外界过敏原的免疫反应。

1. 春季结膜炎 病因不清楚，可能与病人对花粉、微生物、动物羽毛等过敏有关。在春夏暖季反复双眼发病，秋冬自行缓解。多见于青少年男性。发作期眼部奇痒、畏光、流泪，少量黏丝状分泌物。①睑结膜型；②角结膜缘型；③混合型。各型均有可能发生角膜上皮炎。

2. 泡性角结膜炎 是结膜角膜对微生物蛋白质发生迟发免疫反应，相关微生物有结核杆菌、金黄色葡萄球菌等。多见于女性、青少年及儿童。依病变所在的位置分为：①泡性结膜炎；②泡性角膜炎；③泡性角结膜炎。

3. 治疗与护理要点 ①查找过敏原，去除诱发因素；②对症治疗，糖皮质激素局部使用，可迅速缓解眼部症状；③抗过敏治疗，如 2%～4% 色甘酸钠滴眼液；④其他：冷敷、病人移居相对寒冷的环境。长期使用糖皮质激素，并警惕其并发症发生。

【注意事项】

1. 长期使用含激素滴眼液会导致激素性青光眼及眼表抵抗力下降。

2. 除继发感染外，不必要使用抗生素及抗病毒滴眼液。

3. 长期过度使用含萘甲唑啉成分的滴眼液会使眼表干燥。

五、翼状胬肉

【教材概要】 翼状胬肉是一种向角膜表面生长的与球结膜相连的纤维血管样组织，因其形如昆虫翅膀而得名，俗称"攀睛"。好发于鼻侧睑裂部，常双眼发病。发病可能与紫外线照射、烟尘、风沙等刺激有关。遗传也是发病原因之一。

胬肉充血时有异物感。翼状胬肉牵引角膜引起散光或胬肉侵入瞳孔区，均可导致视力下降。肥厚痉挛的胬肉可限制眼球的运动。小而静止的翼状胬肉一般不需手术。影响视力或影响容貌时可手术，并注意预防术后复发。

【注意事项】

1. 注意睑裂斑、假性胬肉和翼状胬肉的区别。

2. 目前无明确有效的滴眼液治疗翼状胬肉。除继发感染外无经常点用抗生素滴眼液的必要。

六、干眼症

【教材概要】 干眼症又称为角结膜干燥症，是泪液质和量或动力学异常而导致泪膜功能异常和眼表组织病变的疾病总称。主要发病原因有：①泪液分泌不足；②泪液蒸发过强；③睑板腺功能障碍、睑闭合不全、长时间驾驶车辆；④维生素 A 缺乏、沙眼、眼烧伤、长期配戴角膜接触镜、角膜激光手术后、过度使用空调等。

1. 主要表现 眼部干涩感、异物感、畏光、刺痛、视疲劳、眼红、丝状分泌物等。

2. 治疗与护理要点 病因治疗与对症治疗。如眼睑湿热敷、人工泪液、泪点封闭等。

【注意事项】

1. 告知此病人避免长时间使用电脑、空调或接触烟尘环境。

2. 对于因配戴角膜接触镜导致角膜敏感性下降，瞬目次数减少而引发干眼者，应补充人工泪液并停戴角膜接触镜。

3. 眼部化妆品引起的，应停止在睑缘附近使用化妆品。

七、角膜炎

角膜炎的病理演变过程

损伤 → 感染 → 浸润灶 → 治疗吸收 → 恢复透明

↓

坏死

↓

虹膜睫状体炎 ← 溃疡 → 愈合（角膜瘢痕）（云翳、斑翳、白斑）

↓

角膜穿孔 → 瞳孔区 → 角膜瘘 → 眼内炎 → 眼球萎缩

↓

周边 → 虹膜脱出 → 粘连性角膜白斑 → 继发青光眼 → 失明

↓

角膜葡萄肿

细菌性角膜炎、单纯疱疹病毒性角膜炎和真菌性角膜炎的鉴别

鉴别要点	细菌性角膜炎	单纯疱疹病毒性角膜炎	真菌性角膜炎
病因	葡萄球菌、铜绿假单胞菌、肺炎链球菌、大肠杆菌等	单纯疱疹病毒Ⅰ型	曲霉菌属、镰刀菌属、弯孢菌属和念珠菌属
诱因	角膜外伤、干眼症、慢性泪囊炎、倒睫、佩戴角膜接触镜、长期使用糖皮质激素、维生素A缺乏等	感冒、发热、疲劳或情绪不佳，长期使用糖皮质激素等	眼部植物性外伤、全身或眼局部长期使用广谱抗生素、糖皮质激素等，工作或居住环境温热潮湿人群易发
症状	眼痛、畏光、流泪、眼睑痉挛；视力下降；伴有脓性分泌物	眼痛、畏光、流泪，视力下降	异物感、眼痛症状较轻，视力下降明显
病灶特点	①革兰阳性球菌感染：圆形或椭圆形局灶性脓肿、灰白色或黄白色浸润、边界清楚。②铜绿假单胞菌：角膜急速的液化坏死，溃疡及分泌物呈黄绿色，前房大量积脓	①灰白色稍隆起针尖样小泡排列成行或聚集成簇。②树枝状或地图状角膜溃疡。③盘状角膜炎	角膜浸润致密，溃疡形态不规则，表面呈乳白色干燥、隆起；溃疡周围可见伪足或卫星灶
治疗与护理要点	①抗生素局部与全身应用控制感染。②阿托品或托品卡胺眼药散瞳，减少并发症发生。③药物治疗无效时可行手术治疗：如角膜移植术等	①局部使用抗病毒药物。②角膜盘状基质炎，在联合抗病毒眼药同时，可以使用适量的糖皮质激素减少炎症反应。③必要时手术治疗	①抗真菌眼药。②1%阿托品眼药散瞳。③必要时手术治疗
注意事项	①告诫病人不要揉眼，保持大便通畅，避免便秘及用力过猛，以防止角膜穿孔。②禁止压迫眼球以免角膜穿孔	①有角膜上皮损害时禁止使用糖皮质激素。②少吃辛辣等刺激性食物，不宜烟酒以减少疾病复发	①预防眼外伤。②合理使用抗生素和糖皮质激素。③糖尿病病人控制好血糖

【测试题】

一、选择题

1. 下列引起树枝状角膜炎的是

    A. 细菌   B. 真菌   C. 衣原体

    D. 支原体   E. 单纯疱疹病毒Ⅰ型

2. 下列引起沙眼的是

    A. 细菌   B. 真菌   C. 衣原体

    D. 支原体   E. 单纯疱疹病毒Ⅰ型

3. 结膜疾病最常见的病变是

    A. 炎症   B. 肿瘤   C. 外伤

    D. 出血   E. 增生

4. 奇痒难忍的结膜病变是

    A. 细菌性角膜炎   B. 春季结膜炎   C. 翼状胬肉

    D. 干眼症   E. 病毒性结膜炎

5. 结膜炎最常见的症状是

    A. 视力下降   B. 眼部疼痛   C. 异物感

    D. 干燥感   E. 畏光

6. 传染性结膜炎流行期间，治疗护理中**错误**的是

    A. 急性期禁止包扎患眼

    B. 双眼患病者实行1人1瓶眼药

    C. 医护人员在接触病人前后要洗手、消毒，防止交叉感染

    D. 接触过病眼及其分泌物的仪器、用具等都要及时消毒，用过的敷料要烧毁

    E. 做眼部检查时，先查患眼后查健眼

7. 小张同学前天下河游泳，今早觉得双眼异物感、畏光、流泪，检查结膜水肿、充血，大量脓性分泌物，角膜正常。最可能的诊断为

    A. 细菌性结膜炎   B. 病毒性结膜炎   C. 真菌性结膜炎

    D. 过敏性结膜炎   E. 翼状胬肉

8. 患儿出生后结膜高度充血水肿，结膜囊内大量黏脓性分泌物。诊断为超急性细菌性结膜炎即"脓漏眼"。其直接病因最可能的是

    A. 病毒   B. 真菌   C. 衣原体

    D. 支原体   E. 淋球菌

9. 女性，20岁。右眼红3天就诊。检查：右眼颞下方球结膜充血，相应部位的角膜缘处可见2个实性疱疹，角膜透明，最可能的诊断为

    A. 右眼急性结膜炎   B. 右眼慢性结膜炎   C. 病毒性结膜炎

    D. 泡性结膜炎   E. 滤泡性结膜炎

10. 病人，男，42岁。因左眼角膜异物取出后眼痛伴视力下降2天入院。查：视力左眼手动，左眼结膜混合性充血，结膜囊可见黄绿色脓液，角膜中央可见一直径约5mm的圆形溃疡灶，溃疡表面大量黏稠黄绿色分泌物附着，前房可见约2mm积脓。为防止角膜穿孔，护理时要特别注意

    A. 频繁点眼   B. 操作时禁止挤压眼球   C. 冲洗分泌物

    D. 严格无菌操作   E. 关爱病人

（11～12题共用题干）

发病急，结膜充血、滤泡，水样分泌物，耳前淋巴结肿大的病人，诊断为病毒性结

膜炎。

11. 该病的护理措施中正确的是
    A. 急性期滴抗病毒眼药水　　　　B. 眼部热敷
    C. 去游泳有利于疾病恢复　　　　D. 包扎患眼避光
    E. 阿托品散瞳

12. 在治疗过程中，角膜表面发生了点状浸润、混浊，正确的是
    A. 不做处理，可自愈
    B. 合并了角膜炎禁止使用糖皮质激素眼药水
    C. 合并了角膜炎可使用糖皮质激素眼药水
    D. 不会影响视力
    E. 无传染性

（13～14 题共用题干）

患儿，男，10 岁。双眼红、痒、黏丝状分泌物 3 天。眼部检查：双眼视力 1.0，球结膜深红色充血，上睑结膜布满硬而扁平粉红色肥大乳头。

13. 对患儿进行护理评估的内容**不包括**
    A. 询问是否游泳　　　　　　　　B. 询问以前是否有类似病史
    C. 评估患病的季节　　　　　　　D. 评估患儿的性别、年龄
    E. 询问治疗经过

14. 如果该患儿临床诊断是春季结膜炎，护理措施正确的是
    A. 眼部热敷
    B. 糖皮质激素疗效好，可长期使用
    C. 告知终身患病，预后差
    D. 温暖地区有利于疾病恢复
    E. 糖皮质激素治疗警惕激素性青光眼发生

（15～17 题共用题干）

张大娘，58 岁。右眼被玉米叶划伤 20 天，伴有眼异物感、视物模糊。20 天前张大娘在做农活时，右眼不慎被玉米叶划伤，当时感眼痛、流泪，随即滴诺氟沙星眼药水，但疗效不佳，视物模糊加重。检查：右眼混合性充血，角膜中央 3mm×5mm 不规则的灰白色病灶，表面干燥隆起，周边毛刺样改变，前房积脓约 1mm。

15. 张大娘发病的主要诱因是
    A. 植物性角膜外伤　　　　　　　B. 长期大量使用广谱抗生素
    C. 感冒、疲劳　　　　　　　　　D. 长期使用免疫抑制剂
    E. 长期大量使用糖皮质激素

16. 如张大娘诊断为真菌性角膜炎，最主要的药物是
    A. 庆大霉素滴眼液　　　B. 氧氟沙星滴眼液　　　C. 链霉素滴眼液
    D. 两性霉素滴眼液　　　E. 氯霉素滴眼液

17. 对张大娘的护理措施**不包括**
    A. 指导病人使用氟康唑眼药水
    B. 使用阿托品眼药水后压迫泪囊 2～3 分钟
    C. 观察眼压、前房变化

D. 眼压高时，按摩眼球降低眼压

E. 重症者可行角膜移植术

（18～20题共用题干）

病人，女，46岁。主诉双眼干涩不适年余，查：双眼结膜无明显充血，角膜上皮完整，荧光素染色（－），泪膜破裂试验（BUT）＜5秒，泪液分泌试验（Shirmer testⅠ）＜5mm。

18. 该病人最可能的诊断

  A. 干眼症   B. 慢性结膜炎   C. 急性结膜炎

  D. 过敏性结膜炎   E. 角膜炎

19. 该病人的护理评估**不包括**

  A. 眼部用药史   B. 全身用药史   C. 眼部病史

  D. 工作环境   E. 每天饮水量

20. 该病人治疗护理正确的是

  A. 眼部热敷   B. 眼部冷敷   C. 频繁点眼药

  D. 多饮水   E. 多用空调

二、名词解释

1. 翼状胬肉   2. 干眼症

三、简答题

1. 对于角膜溃疡有角膜穿孔危险者，护理注意事项有哪些？

2. 对干眼症病人进行健康教育的内容有哪些？

【选择题参考答案】

1. E   2. C   3. A   4. B   5. C   6. E   7. A   8. E   9. D

10. B   11. A   12. C   13. A   14. E   15. A   16. D   17. D   18. A

19. E   20. A

（张秀梅　王增源）

第五章　青光眼与白内障病人的护理

【学习提示】　晶状体是眼的屈光间质之一，双凸、透明、无血管、无神经。营养主要来源于房水、其功能是参与眼的调节，使眼睛可以看清不同距离的物体。晶状体混浊影响视力者称为白内障。白内障是全球和我国的主要致盲原因之一，临床上以年龄相关性白内障最常见。目前对白内障没有有效的药物，手术是首选的治疗方式。

青光眼是一组以视神经萎缩、视野缺损为共同特征的疾病。是全球第二位致盲性眼病，而且是不可逆的盲目，有遗传倾向。青光眼关键要早期诊断与早期治疗，病理性高眼压是主要危险的因素，正常眼压对维持视功能起着重要作用，眼压稳定依靠房水的生成和排出之间的动态平衡，青光眼多数因房水排出阻力增加而引起。

一、青光眼定义及概述

【教材概要】　青光眼是一组以特征性视神经萎缩和视野缺损为共同特征的疾病，病理性高眼压是其主要危险因素。青光眼是主要的致盲性眼病之一。

眼压是眼球内容物作用于眼球壁的压力。正常眼压范围是 10～21mmHg，双眼的眼压差值≤5mmHg，24h 眼压波动范围≤8mmHg。

临床上根据房角形态，分为闭角型青光眼及开角型青光眼；依据病因机制是否明确、发病年龄将青光眼分为原发性、继发性和先天性青光眼三大类。

$$
\text{青光眼}\begin{cases}\text{原发性青光眼}\begin{cases}\text{闭角型青光眼}\begin{cases}\text{急性闭角型青光眼}\\\text{慢性闭角型青光眼}\end{cases}\\\text{开角型青光眼}\end{cases}\\\text{继发性青光眼}\\\text{先天性青光眼}\begin{cases}\text{婴幼儿型青光眼}\\\text{青少年型青光眼}\\\text{先天性青光眼伴其他先天异常}\end{cases}\end{cases}
$$

二、急性闭角型青光眼

【教材概要】

1. 急性闭角型青光眼是指周边虹膜堵塞小梁网，导致眼压急剧升高并伴有相应症状和体征的眼病，俗称"气朦眼"。多见于 50 岁以上老年人，女性多见，双眼先后或同时发病。

2. 解剖因素　小眼球、浅前房、房角窄，晶状体较厚且位置靠前等解剖因素导致房水排出阻力增加，引起眼压升高。

3. 诱因　情绪激动、长时间用眼、瞳孔散大（暗光及药物性）、气候突变是发病的常见诱因。

4. 急性闭角型青光眼按发病经过及疾病转归可分为六期：①临床前期；②先兆期；③急性发作期；④缓解期；⑤慢性期；⑥绝对期。

5. 本病的治疗原则是手术治疗。急性发作期先用药物降低眼压后手术治疗。常用的药物有缩瞳药、β-肾上腺素能受体阻滞剂、碳酸酐酶抑制剂、高渗脱水剂。

【注意事项】

1. 指导可疑人群（如 40 岁以上有青光眼家族史者）学会自我监测，如出现眼胀、头痛应立即就诊，以减少青光眼盲的发生。

2. 注意和急性胃肠炎、颅内疾病、偏头痛以及急性虹膜睫状体炎等相鉴别，避免漏诊、误诊。

三、原发性开角型青光眼

【教材概要】

1. 原发性开角型青光眼 特点是高眼压状态时前房角是始终开放的。常见于中青年，病程进展缓慢，症状隐蔽，有种族和家族遗传倾向。组织学检查提示小梁网纤维变性，内皮细胞增生，小梁网增厚，网眼变窄或闭塞等改变。

2. 诊断 原发性开角型青光眼早期无明显的临床症状，可根据眼压升高、青光眼性视神经盘改变、相应的视野损害以及房角开放等典型表现作出诊断。

3. 治疗原则 是控制眼压，保护视功能。主要的治疗方法包括药物治疗、激光治疗和手术治疗。

【注意事项】

1. 本病起病隐匿、进展缓慢，早期极易漏诊，很大程度上依靠健康普查来发现，所以要告知病人本病有家族遗传倾向，家族成员有必要进行定期眼部检查。

2. 易把本病误诊为进行性近视、偏头痛或头痛相关疾病。

3. 告知已确诊病人定期复查和遵医嘱坚持治疗，可有效保护视功能。

四、先天性青光眼

【教材概要】 先天性青光眼是由于胚胎期前房角发育异常所致的青光眼，分为婴幼儿型青光眼和青少年型青光眼。主要原因是房角发育异常。病理组织学可见虹膜根部附着靠前，致小梁网通透性下降。具有遗传性。双眼多见。好发于男性。

治疗原则尽早手术治疗，挽救视功能。常用的手术方式有小梁切开术、房角切开术及小梁切除术。

【注意事项】 手术后进行视功能恢复治疗，如矫正屈光不正、治疗弱视等。提倡优生优育，避免近亲结婚。

急性闭角型青光眼、急性虹膜睫状体炎及急性结膜炎的鉴别

鉴别要点	急性闭角型青光眼	急性虹膜睫状体炎	急性结膜炎
症状	眼球剧痛、头痛、恶心、呕吐	畏光、流泪、眼球及眶深部痛、睫状体区压痛	异物感、灼热感、有黏性脓性分泌物
视力	急剧减退	不同程度减退	正常
充血	眼前部淤血	睫状充血	结膜充血
角膜	呈雾状混浊	角膜后有沉着物	透明
前房	变浅、房水轻度闪辉	正常或变窄、房水混浊	正常
虹膜	纹理不清、呈暗褐色	纹理不清、有后粘连	正常
瞳孔	散大、光反应迟钝或消失	缩小或呈不规则圆形	正常
眼压	显著升高	多数正常或偏高	正常

五、年龄相关性白内障

【教材概要】 年龄相关性白内障又称老年性白内障，是最常见的白内障类型，发病原因是晶状体老化后的退行性改变，多种因素综合作用的结果。年龄、职业、紫外线照射、糖尿病、心血管疾病、遗传因素及烟酒均与白内障发生有关。

1. 主要表现 视力呈渐进性、无痛性减退，可有眼前出现固定不动的暗影，单眼复视或多视，屈光改变如近视等症状。根据晶状体开始出现混浊的部位不同，在形态学上将年龄相关性白内障分为：皮质性、核性、后囊膜性三种类型。

2. 治疗与护理 目前尚无治疗白内障的特效药物。当视力下降影响到正常生活、工作和学习时，即可考虑手术治疗。常用的手术方法有白内障囊外摘除术联合人工晶状体植入术。

【注意事项】 当视力减退与晶状体混浊情况不相符时，应当进一步检查，寻找导致视力下降的其他病变，避免因晶状体混浊的诊断而漏诊其他眼病。

六、先天性白内障

【教材概要】 先天性白内障为出生前后即存在或出生后一年内形成的白内障，多因先天遗传或者发育障碍导致。是常见的儿童眼病，也是造成儿童盲目与低视力的主要原因，多为双眼。约一半的先天性白内障与遗传有关，母体怀孕前三个月，如果母体感染病毒、营养失调、代谢紊乱、全身应用某些药物和中毒等因素均可导致晶状体的发育不良。新生儿早产、缺氧、高浓度吸氧也可引起先天性白内障。

治疗与护理 治疗目的是恢复视力，减少盲目与弱视的发生。

【注意事项】 影响视力者应尽早给予手术治疗，手术在出生后 3~6 个月为宜，最迟不超过 2 岁，以免发生弱视。

七、糖尿病性白内障

【教材概要】 糖尿病性白内障是由于血糖增高导致晶状体代谢紊乱，引起的晶状体混浊。主要原因是糖尿病使得晶状体中葡萄糖代谢异常，晶状体内渗透压升高，吸收水分，晶状体纤维肿胀变性，导致混浊。引起视力下降，暂时性近视。糖尿病性眼部并发症：如

糖尿病性视网膜病变、继发性青光眼等。

治疗与护理 控制血糖，血糖在正常范围内可行白内障摘除术及人工晶体植入术。

【注意事项】 如伴有糖尿病性视网膜病变可以在做白内障同时进行眼底病治疗。术后积极控制感染和出血。

【测试题】

一、选择题

1. 青光眼视功能丧失的主要原因是高眼压导致
   - A. 前房角关闭
   - B. 视神经萎缩
   - C. 青光眼斑
   - D. 房水混浊
   - E. 以上都对

2. 白内障的病因**不包括**
   - A. 遗传因素
   - B. 紫外线照射
   - C. 外伤
   - D. 沙眼
   - E. 糖尿病

3. 治疗闭角型青光眼的一线药物是
   - A. 扩瞳药
   - B. 缩瞳药
   - C. α受体阻滞剂
   - D. 碳酸酐酶抑制剂
   - E. 高渗剂

4. 白内障主要的症状是
   - A. 眼痛
   - B. 视力突然下降
   - C. 眼痛伴视力下降
   - D. 无痛、视力逐渐下降
   - E. 眼部压痛

5. 目前白内障最佳的治疗是
   - A. 眼药水点眼
   - B. 全身用药
   - C. 联合用药
   - D. 晶状体摘除
   - E. 晶状体摘除＋人工晶状体植入

6. 白内障手术前检查包括
   - A. 血压
   - B. 血糖
   - C. 心电图、胸透和肝功能检查
   - D. 血、尿常规及出凝血时间
   - E. 以上均有

7. 下列白内障术前准备项目**错误**的是
   - A. 术前滴抗生素眼液
   - B. 视功能检查
   - C. 眼压检查
   - D. 不是所有病人都要泪道冲洗
   - E. 检查有无结膜炎

8. 下列**不是**先天性青光眼的护理评估内容的是
   - A. 角膜大
   - B. 前房浅
   - C. 眼压高
   - D. 青光眼杯
   - E. 房角异常

9. 匹罗卡品的主要作用是
   - A. 缩小瞳孔
   - B. 开大瞳孔
   - C. 解除痉挛
   - D. 治疗白内障
   - E. 关闭房角

10. 关于20%甘露醇说法**不正确**的是
    - A. 高渗脱水剂
    - B. 降低眼内压
    - C. 快速滴注
    - D. 慢速滴注
    - E. 利尿

11. 张先生看书不能持久，医生检查后怀疑有原发性开角型青光眼，最有意义的评估是

    A. 眼压测量   B. 24 小时眼压曲线   C. 是否眼胀眼痛

    D. 对比敏感度   E. 管状视野

12. 张奶奶，75 岁，左眼视物不见 1 个月，近 3 天右眼眼胀。眼部检查：视力右眼 0.2，左眼手动/10cm。双外眼检查正常。裂隙灯显微镜检查右眼角膜水肿，晶状体混浊，前房较左眼浅。左眼晶状体乳白色混浊，角膜透明，眼底不清。张奶奶白内障可能继发

    A. 右眼闭角型青光眼   B. 右眼开角型青光眼

    C. 双眼闭角型青光眼   D. 左眼闭角型青光眼

    E. 左眼开角联合闭角型青光眼

13. 男，50 岁，年龄相关性皮质性白内障，其询问手术的最佳时期

    A. 白内障成熟期

    B. 白内障膨胀期

    C. 继发青光眼时

    D. 过熟期

    E. 视力下降影响生活和工作质量时

14. 女，70 岁，老年性白内障病人，人工晶体植入术后护理**错误**的是

    A. 手术顺利可进行任何作业   B. 避免重体力劳动

    C. 保持大便通畅   D. 避免头部震动

    E. 防止恶心呕吐

（15～17 题共用题干）

李阿姨，女，65 岁。右眼胀痛、视力下降 1 天，伴头痛、恶心、呕吐。眼部检查：视力右眼 0.02，左眼 0.01。眼压：右眼 65mmHg，左眼 15mmHg。右眼混合性充血，角膜雾状水肿，前房浅，瞳孔 7mm，竖椭圆形，对光反射消失。左眼：视神经萎缩。

15. 该病人的护理诊断**错误**的是

    A. 舒适受损   B. 感知障碍   C. 焦虑

    D. 青光眼   E. 有外伤的危险

16. 护理中说法正确的是

    A. 阿托品点眼降低眼压   B. 治疗中脚手麻木是眼压高导致

    C. 20％的甘露醇应缓慢静脉滴注   D. 药物治疗有效，不用手术治疗

    E. 点缩瞳药后要压迫泪囊数分钟

17. 对该病人健康教育正确的是

    A. 适宜佩戴有色眼镜

    B. 眼压升高和情绪无关

    C. 术后不需要再测量眼压

    D. 长时间的近距离工作和眼压无关

    E. 保持平和的心态、清淡的饮食、劳逸结合

（18～20 题共用题干）

6 岁患儿，双眼畏光流泪半年，加重 1 月。眼部检查：视力右眼 0.3，左眼手动 0.4，不能矫正。双眼角膜直径约 14mm。

18. 护理评估的重点内容是
    A. 用眼卫生　　　　　　B. 青光眼家族史　　　　C. 出生时状况
    D. 沙眼病史　　　　　　E. 营养状况
19. 重点检查项目是
    A. 胸部 X 线　　　　　　B. 结膜状况　　　　　　C. 眼压
    D. 眼压及眼底　　　　　E. 有无白内障
20. 该患儿初步诊断为先天性青光眼，对患儿治疗、护理措施正确的是
    A. 同其他青光眼一样
    B. 告知家长婴幼儿有畏光、流泪属正常现象
    C. 需要角膜移植
    D. 需要手术，做好术前全麻护理准备
    E. 术后不需要复查

二、名词解释

1. 青光眼　　　2. 白内障　　　3. 眼内压

三、简答题

1. 简述急性闭角性青光眼急性发作期
(1) 护士应配合医生采取哪些护理措施？
(2) 病人同意手术后，护士需作哪些护理工作？并应注意什么问题？
2. 简述糖尿病性白内障的主要护理措施。

【选择题参考答案】
1. B　　2. D　　3. B　　4. D　　5. E　　6. E　　7. D　　8. B　　9. A
10. D　　11. B　　12. A　　13. E　　14. A　　15. D　　16. E　　17. E　　18. B
19. D　　20. D

第六章　葡萄膜及视网膜疾病病人的护理

【学习提示】　葡萄膜是眼球壁的中层组织，富含色素和血管，而且血流缓慢，这些特点容易使葡萄膜受到自身免疫、感染、代谢、血液、肿瘤等因素的影响。葡萄膜病最常见的是葡萄膜炎，葡萄膜炎是一类由多种原因引起的葡萄膜的炎症，葡萄膜炎多见于青壮年，易合并全身性自身免疫性疾病，常反复发作，治疗棘手，可引起一些严重并发症，是一类常见而又重要的致盲性眼病。按其发病部位可分为前葡萄膜炎、中间葡萄膜炎、后葡萄膜炎和全葡萄膜炎。其中，前葡萄膜炎即虹膜睫状体炎是葡萄膜炎中最常见的类型，占我国葡萄膜炎总数的 50% 左右。

视网膜结构精细，功能复杂，特别是后极部中央的黄斑区，视网膜组织结构和生理活动特殊，脉络膜血流量大，极易受到内外致病因素的影响发生病变。此外，视网膜易受全身血管性疾病和自身血管疾病的影响。因此，学习中既要注意视网膜组织结构和功能的特殊性对视网膜疾病的影响，也要重视全身疾病对视网膜的影响。

一、急性虹膜睫状体炎

【教材概要】

1. 急性虹膜睫状体炎（前葡萄膜炎）　是葡萄膜炎中最常见的类型。常见原因是自身免疫异常，其他见于感染、外伤、手术。结核、风湿性疾病、溃疡性结肠炎等与本病相关。

2. 常见症状　眼痛、畏光、流泪、不同程度的视力下降。

3. 常见体征　睫状充血或混合充血。睫状体部位压痛、角膜后沉着物（KP）、房水混浊、瞳孔缩小，严重者形成瞳孔闭锁或者瞳孔膜闭，虹膜水肿，纹理不清，可发生前后粘连。继发青光眼及白内障。

4. 治疗与护理要点　立即散瞳以防虹膜后粘连，迅速抗炎以防眼组织破坏和并发症的发生，以及针对病因进行治疗。

【注意事项】

1. 用 1% 阿托品滴眼液时，应压迫泪囊 3～5 分钟，以免药液经泪道进入鼻腔被黏膜吸收引起毒性反应。

2. 散瞳期间外出佩戴有色眼镜可避免强光刺激。

3. 使用糖皮质激素时，注意观察其副作用，如胃出血、激素性青光眼等。

二、视网膜中央动脉阻塞

【教材概要】　视网膜中央动脉阻塞是指各种原因造成的视网膜急性缺血，使病人视力迅速下降，是眼科致盲的急症之一。视网膜中央动脉阻塞是多因素造成：①血管内各种栓子栓塞；②视网膜中央动脉痉挛；③动脉粥样硬化；④视网膜中央动脉受压，如青光眼、球后肿瘤等。高血压、糖尿病、动脉硬化、心内膜炎是本病的诱发因素。

1. **常见症状与体征** 视力突然无痛性丧失。部分病人有阵发性黑矇的先兆症状。视网膜呈灰白色水肿，黄斑区樱桃红。

2. **治疗与护理要点** 治疗应争分夺秒，积极抢救。扩张血管，亚硝酸异戊酯 0.2ml 吸入或硝酸甘油 0.5mg 舌下含化。

【注意事项】 协助或指导病人按摩眼球降低眼压。宣教本病发病的诱因，积极治疗高血压、糖尿病等危害身体健康的慢性疾病。

三、视网膜静脉阻塞

【教材概要】 视网膜静脉阻塞是常见的可致盲性视网膜血管病。按阻塞发生部位可分为视网膜中央静脉阻塞和分支静脉阻塞两种类型。主要原因是视网膜静脉受压、血栓形成。糖尿病、高血压、血液黏稠度高是发病诱因。

1. **常见症状** 视力减退程度与眼底出血的位置相关。

2. **常见体征** 视神经盘充血肿胀、边界模糊；视网膜静脉腊肠样扩张，迂曲；视网膜水肿，视网膜内布满大小不等的火焰状出血斑，灰白色渗出斑；黄斑区水肿，后期形成囊样水肿。

【注意事项】 嘱病人定期复查，以便早期发现视网膜缺血或新生血管。积极治疗高血压、糖尿病，低脂肪、低胆固醇饮食。

四、糖尿病性视网膜病变

【教材概要】

1. **糖尿病性视网膜病变** 是指在糖尿病的病程中，视网膜微血管病变使视网膜缺血缺氧，形成增殖性视网膜病变。是 50 岁以上人群中主要的致盲眼病之一。

2. **常见症状** 早期症状不明显。晚期不同程度视力下降，视物变形、眼前黑影飘动及视野缺损等，甚至失明。

3. **常见体征** 视网膜可见微血管瘤、视网膜出血、硬性渗出、棉绒斑、新生血管，严重者可出现玻璃体积血和牵拉性视网膜脱离。眼底荧光素血管造影对糖尿病视网膜病变的诊断、治疗指导及预后判定均有重要意义。

4. **治疗与护理要点** 严格控制血糖，积极治疗高血压、高血脂，预防并发症的发生。

【注意事项】 定期复查眼底，对视力低下的病人，注意安全保护措施，指导其生活自理的方法，避免发生意外损伤。

五、中心性浆液性脉络膜视网膜病变

【教材概要】 中心性浆液性脉络膜视网膜病变（CSC）是一种脉络膜毛细血管通透性增加引起的视网膜神经上皮与色素上皮之间浆液性盘状脱离。病变位于黄斑部。好发于 20～45 岁的青壮年男性，单眼或双眼发病，有自限性，预后较好，可复发。诱因有情绪波动、精神紧张、大剂量应用糖皮质激素等。

1. **常见症状** 患眼视力中、低度下降，视物变暗、变形，伴有中央相对暗区。

2. **常见体征** 眼底黄斑区可见 1～3PD 大小、圆形或椭圆形扁平盘状浆液性脱离区，

沿脱离缘可见弧形光晕，中心凹反射消失。

3. 本病可自愈，无特殊药物治疗。应禁用糖皮质激素和血管扩张药。

【注意事项】 耐心解释本病的特点，避免滥用药物及过度治疗。告知其疾病的预后，解除其焦虑心理，避免精神紧张、劳累及烟酒刺激，以减少复发。

六、年龄相关性黄斑变性

【教材概要】 年龄相关性黄斑变性（ARMD），也称老年性黄斑变性。是一种随年龄增加而发病率上升并导致中心视力下降的疾病。病人多为 50 岁以上，双眼先后或同时发病，视力呈进行性损害。

该病是 60 岁以上老人视力不可逆性损害的首要原因。可能与遗传、黄斑长期慢性光损伤、吸烟、代谢及营养障碍、肥胖等因素有关，这些因素导致色素上皮的变性损害，诱发脉络膜新生血管膜形成，引发黄斑部渗出或出血。临床分为干性与湿性 ARMD，目前没有特效药物治疗。

【注意事项】 对干性病变，可行低视力矫治，定期复查。对湿性病变，有新生血管可行抗新生血管药物治疗与激光光凝治疗。有出血和黄斑前膜可行黄斑手术。

七、视网膜脱离

【教材概要】 视网膜脱离是指视网膜的神经上皮层和色素上皮层之间的分离。按脱离形成的原因分为孔源性、渗出性和牵拉性三类。发病的主要因素是视网膜变性或玻璃体的牵拉使视网膜神经上皮层发生裂孔，老年、高度近视、无晶体眼、眼外伤是孔源性视网膜脱离的常见诱因。糖尿病视网膜病变、视网膜静脉阻塞等致增殖性带牵拉而引起的视网膜脱离。

1. 常见症状与体征 眼前闪光感和黑影飘动。视力减退和（或）视野缺损。眼底可见脱离的视网膜呈灰白色隆起，范围不一。视网膜上可见圆形、卵圆形或马蹄形裂孔。

2. 治疗与护理要点 孔源性及牵引性视网膜脱离尽早手术，封闭裂孔。

【注意事项】 半年内勿做剧烈运动或从事重体力劳动，避免低头持重物及头部受震荡。定期复查。

【测试题】

一、选择题

1. 引起视力突然丧失的眼病是
   A. 急性结膜炎　　　　B. 视网膜中央静脉阻塞　　C. 白内障
   D. 先天性青光眼　　　E. 视网膜中央动脉阻塞

2. 引起眼部病变的全身疾病**不包括**
   A. 关节炎　　　　　　B. 糖尿病　　　　　　　C. 高血压
   D. 脉管炎　　　　　　E. 脑肿瘤

3. 裂孔性视网膜脱离的护理评估，需要询问的病史是
   A. 远视　　　　　　　B. 青光眼　　　　　　　C. 关节炎
   D. 外伤史　　　　　　E. 外伤史和（或）近视

4. 吸氧的浓度是
   A. 吸入 95％氧及 5％二氧化碳　　　B. 100％纯氧

C. 吸入 50%氧及 50%二氧化碳　　　　D. 吸入 60%氧及 40%二氧化碳

E. 吸入 75%氧及 25%二氧化碳

5. 病人，女，56 岁，3 天前发现左眼看人看不到腿和脚，无眼痛。眼底可见玻璃体液化混浊，上方视网膜灰白色隆起。最有可能的是

    A. 黄斑变性　　　　　　　　　　　B. 视网膜中央动脉阻塞

    C. 视网膜脱离　　　　　　　　　　D. 糖尿病视网膜病变

    E. 以上都有可能

6. 王先生，60 岁，右眼视力下降 10 天。右眼眼底检查：视神经盘边界模糊、肿胀隆起，视网膜水肿，视网膜大范围火焰状出血，视网膜静脉迂曲扩张，腊肠样改变。诊断为右眼视网膜中央静脉阻塞。对张先生治疗护理**错误**的是

    A. 立即手术治疗

    B. 黄斑水肿可用抗血管内皮生长因子药物

    C. 有新生血管应视网膜光凝

    D. 有视网膜脱离时手术治疗

    E. 积极治疗高血压、糖尿病，低脂肪、低胆固醇饮食

（7～9 题共用题干）

病人突然右眼红、痛、畏光流泪，视力下降 1 天。右眼：视力 0.3，不能矫正，睫状充血，角膜透明，瞳孔缩小，房水混浊。

7. 右眼最有可能的疾病是

    A. 急性虹膜睫状体炎　　B. 急性闭角型青光眼　　C. 急性结膜炎

    D. 急性角膜炎　　　　　E. 以上都有可能

8. 如果诊断为急性虹膜睫状体炎，治疗护理的关键药物是

    A. 缩瞳药　　　　　　　B. 消炎药　　　　　　　C. 止痛药

    D. 降压药　　　　　　　E. 扩瞳药

9. 如果用阿托品扩瞳，使用的注意事项是

    A. 直接点眼　　　　　　B. 点眼后压迫泪囊　　　C. 点眼后冲洗结膜囊

    D. 需要点双眼　　　　　E. 需要和缩瞳药合用

（10～11 题共用题干）

男性，35 岁，诉眼前似有一层纱、视物变形。眼底黄斑区可见 1～3PD 大小、圆形或椭圆形扁平盘状浆液性脱离。眼底荧光素造影后诊断为中心性视网膜脉络膜病变。

10. 关于该病说法**错误**的是

    A. 精神紧张是本病诱因之一　　　　B. 是细菌感染引起

    C. 可复发　　　　　　　　　　　　D. 好发于青壮年

    E. 有自限性，预后好

11. 治疗护理正确的是

    A. 立即激光治疗　　　　　　　　　B. 糖皮质激素减轻水肿

    C. 需要手术治疗　　　　　　　　　D. 使用特效药治疗

    E. 避免滥用药物及过度治疗

二、名词解释

1. 视网膜脱离　　2. 瞳孔闭锁

三、简答题

1. 张先生，48岁，教师。左眼突然视物不见3小时。病人弯腰起身后突然觉得左眼前发黑，逐渐加重。平素身体健康。眼科检查视力：右眼1.0，左眼手动/20cm。眼底：右眼视网膜上可见散在微血管瘤，左眼玻璃体出血，眼底不清。门诊以玻璃体积血（左眼），糖尿病性视网膜病变（双眼）收住院。

（1）对张先生进行护理评估。

（2）如果病人血糖高，对其进行护理指导。

2. 男性，65岁，突然右眼视物不见1小时，高血压病史20年。检查：右眼视力光感（＋），左眼视力0.8。右眼瞳孔散大，直接对光反射消失。眼底视神经盘水肿。视网膜缺血、水肿。视网膜动脉狭窄。黄斑区呈樱桃红。诊断为视网膜中央动脉阻塞（OD）。

（1）评估病人的病因。

（2）写出该病人急救护理措施。

【选择题参考答案】

1. E　　2. D　　3. E　　4. A　　5. C　　6. A　　7. A　　8. E　　9. B
10. B　　11. E

（张秀梅　杨瑜瑕）

第七章 屈光不正、斜视与弱视病人的护理

【学习提示】 眼在调节静止时，来自5米以外的平行光线经过眼的屈光系统后，聚焦在视网膜黄斑中心凹处的屈光状态称为正视。若不能聚焦在视网膜黄斑中心凹处，称非正视眼或屈光不正，包括近视、远视及散光。屈光度用"D"表示。

斜视是指任何一眼视轴偏离的临床现象。目前斜视尚无完善的分类方法，通常有以下几类：眼位表现有偏斜倾向，但通过正常的融合功能得到控制时称为隐斜；如融合功能失去控制，使眼位处于间歇性或恒定性偏斜状态时，则称为显斜；根据偏斜方向分为水平斜视，垂直斜视，旋转斜视和混合型斜视；根据眼球运动及斜视角有无变化分为共同性斜视和非共同性斜视。

一、近视

【教材概要】

1. 近视是眼在调节静止时，来自5米以外的平行光线经过眼的屈光系统屈折后，形成的焦点在视网膜之前的屈光状态。

2. 近视的分类

按近视度数 $\begin{cases} \text{轻度近视：} < -3.00D \\ \text{中度近视：} -3.00D \sim -6.00D \\ \text{高度近视：} > -6.00D \end{cases}$ 按屈光成 $\begin{cases} \text{轴性近视} \\ \text{曲率性近视} \end{cases}$

按近视的性质 $\begin{cases} \text{单纯性近视，即一般性近视} \\ \text{进行性近视，也称病理性近视} \end{cases}$

3. 临床表现 $\begin{cases} \text{远视力下降，近视力正常} \\ \text{视疲劳} \\ \text{外隐斜或外斜视} \\ \text{眼底改变} \end{cases}$

4. 根据近视者具体情况选择恰当的检查方法进行精确验光，通过不同的屈光矫治，达到看得清晰、舒适与持久，以获得最佳的视觉效果。常用的方法有：框架眼镜、角膜接触镜和屈光手术等。

【注意事项】

1. 养成良好的用眼卫生习惯，读书写字姿势端正，不疲劳用眼。

2. 青少年及学龄儿童要定期检查视力。

3. 高度近视需定期复查眼底，避免剧烈运动和头部震荡，防止视网膜脱离。

4. 合理饮食，生活有规律，积极锻炼身体，增强体质。

二、远视

【教材概要】

1. 远视　是指当调节静止时，平行光线经过眼的屈光系统后聚焦在视网膜之后的一种屈光状态。

2. 分类

$$
按远视度数
\begin{cases}
低度远视：<+3.00D \\
中度远视：+3.00D\sim+5.00D \\
高度远视：>+5.00D
\end{cases}
$$

$$
按屈光成分
\begin{cases}
轴性远视：眼轴每缩短1mm，远视约增加+3D \\
屈光性远视
\end{cases}
$$

$$
3.临床表现
\begin{cases}
轻度远视，远近视力均正常；中高度远视，远近视力都有下降 \\
视疲劳 \\
内斜视 \\
弱视 \\
眼底：类似视神经盘炎或水肿，称为假性视神经盘
\end{cases}
$$

4. 精确验光　依据病人年龄、职业、症状、眼位和远视程度佩戴合适凸透镜或手术矫正，消除视疲劳，预防内斜视与弱视。儿童及有内斜视病人用睫状肌麻痹剂散瞳验光。

【注意事项】

1. 轻度远视，无视力障碍、视疲劳或斜视现象，无需矫正。

2. 远视眼有视疲劳和内斜视需要矫正。

3. 儿童应在睫状肌麻痹后检查远视度数。

4. 对于初次戴镜不适应者，儿童可分次增加，成年人以清晰、舒适、持久为原则。

三、散光

【教材概要】

1. 散光是指当眼的调节静止时，平行光线经过眼屈光系统屈折后，由于眼球各子午线上屈光力不同，不能在视网膜上形成焦点的屈光状态称为散光。

2. 临床表现　视物模糊，有重影，会眯眼、视疲劳、弱视。

3. 精确验光，根据具体情况佩戴合适的矫正眼镜。

【注意事项】

1. 轻度无症状的散光不需矫正。

2. 有视疲劳症状或视力障碍的散光均须用圆柱镜矫正。

3. 不规则散光可用角膜接触镜矫正。

4. 儿童散光，尤其是远视散光应该早期矫正，以免形成弱视。

四、斜视

【教材概要】

1. **共同性斜视** 当一只眼注视时，另一眼位偏斜。但眼球各方向运动正常，并且各方向斜视度基本相等。一般无复视和代偿头位。屈光检查多有屈光不正和弱视。

2. **麻痹性斜视** ①眼位偏向麻痹肌作用的反方向。②眼球向麻痹肌作用方向运动时，不同程度受限。③第二斜视角大于第一斜视角，即麻痹眼注视时的偏斜度大于正常眼注视时偏斜度。④复视与代偿头位，视物时复视，病人常用特殊的头位避免或减轻复视。⑤部分病人出现头疼、恶心、呕吐等症状。

【注意事项】

1. **共同性斜视** ①斜视伴有弱视儿童，先治疗弱视，视力提高后再治疗斜视。②调节性内斜视验光配镜治疗。③其他斜视需尽早手术治疗，常用的手术方法有眼外肌后徙或缩短。

2. **麻痹性斜视** 针对病因进行治疗，保守治疗 6 个月无效，可手术治疗。

五、弱视

【教材概要】

1. **弱视** 是指在眼球、视通路没有明显器质性病变情况下，最佳矫正视力达不到和发育期相符的视力值的功能性疾病。

2. **按病因分类**

$$\left\{\begin{array}{l}斜视弱视性弱视\\ 屈光参差性弱视\\ 屈光不正性弱视\\ 形觉剥夺性弱视：先天性白内障、上睑下垂\end{array}\right.$$

3. **临床表现** 视力减退，拥挤现象，眼位偏斜或眼球震颤。

4. 弱视是可治愈性疾病，年龄越小，治疗效果越好。消除病因，如屈光及斜视矫正。其他常采用遮盖法、压抑疗法、视刺激疗法等综合治疗。

【注意事项】

1. 耐心细致地向病儿及家长解释相关知识，提供治疗及预后信息，消除顾虑，树立信心，积极配合治疗。

2. 遮盖治疗时，须注意被遮盖眼的情况，避免被遮盖眼发生遮盖性弱视。

【测试题】

一、选择题

1. 正常情况下，婴儿为生理性的是
   A. 近视眼　　　　　　　　B. 远视眼　　　　　　　　C. 散光眼
   D. 正视眼　　　　　　　　E. 以上均不是

2. 调节静止时，平行光线经眼的屈光系统后焦点落在视网膜之前，其屈光状态为
   A. 正视　　　　　　　　　B. 远视　　　　　　　　　C. 近视
   D. 散光　　　　　　　　　E. 弱视

3. 调节静止时，平行光线经眼的屈光系统后不能形成一个焦点，其屈光状态为
    A. 正视   B. 远视   C. 近视
    D. 散光   E. 弱视

4. 屈光不正**不包括**
    A. 近视   B. 远视   C. 散光
    D. 屈光参差   E. 老视

5. 轴性近视的眼球状态是
    A. 眼轴过长   B. 眼轴过短   C. 眼球突出
    D. 眼球凹陷   E. 眼轴正常

6. 近视的并发症**不包括**
    A. 外斜视   B. 玻璃体混浊   C. 视网膜脱离
    D. 黄斑出血   E. 内隐斜

7. −7.50D 属于以下哪种屈光状态
    A. 轻度近视   B. 中度近视   C. 重度近视
    D. 高度近视   E. 超高度近视

8. 远视病人是
    A. 仅看近需要调节   B. 仅看远需要调节   C. 远近均需调节
    D. 远近均不需调节   E. 以上均不是

9. 儿童远视散光应早期矫正，以防形成
    A. 远视   B. 近视   C. 斜视
    D. 弱视   E. 屈光参差

10. 远视屈光矫正需要佩戴的是
    A. 凹透镜   B. 凸透镜   C. 圆柱透镜
    D. 环曲面透镜   E. 球柱镜

11. 第一斜视角等于第二斜视角可能是
    A. 麻痹性斜视   B. 共同性斜视   C. 弱视
    D. 屈光参差   E. 以上都不对

12. 下列会出现复视和代偿性头位的是
    A. 近视   B. 远视   C. 散光
    D. 麻痹性斜视   E. 共同性斜视

13. 弱视治疗的最佳时期是
    A. 3 岁   B. 6 岁   C. 10 岁
    D. 14 岁   E. 任何年龄

14. 弱视经验光配镜后，最简单、有效和常用的治疗方法是
    A. 遮盖疗法   B. 压抑疗法   C. 精细训练
    D. 红光刺激   E. 理疗

15. 先天性白内障引起的弱视是属于
    A. 斜视性弱视   B. 屈光参差性弱视   C. 屈光不正性弱视
    D. 形觉剥夺性弱视   E. 以上均不是

16. 儿童，4 岁，半年前体检时右眼远视力 0.7，左眼远视力 0.6。现在复查时右眼远

视力 0.8，左眼远视力 0.7，双眼近视力为 0.8，散瞳验光视力无提高，眼科检查未见异常。其诊断为

A. 近视   B. 远视   C. 生理性远视

D. 弱视   E. 以上都不是

二、名词解释

1. 屈光不正
2. 近视
3. 生理性远视
4. 散光
5. 共同性斜视
6. 麻痹性斜视
7. 弱视

三、简答题

1. 如何预防近视？
2. 简述远视的健康教育。
3. 画出三种屈光不正的屈光状态图，并简述近视的护理措施。

【选择题参考答案】

1. B   2. C   3. D   4. E   5. A   6. E   7. D   8. C   9. D

10. B   11. B   12. D   13. A   14. A   15. D   16. C

（杨瑜瑕　王增源）

第八章 眼外伤病人及角膜接触镜佩戴者的护理

【学习提示】 机械性、物理性和化学性等因素直接作用于眼部，引起眼的结构和功能损害，统称为眼外伤。眼球的结构精细、脆弱、复杂，一经损伤，很难修复。眼外伤往往造成视力障碍甚至眼球丧失，是致盲的主要原因之一。眼外伤根据致伤原因可分为：机械性眼外伤和非机械性眼外伤两大类。

眼外伤病人检查时应注意：①询问病人是否有明确的异物溅入史，异物的种类、性质，并详细了解病人受伤前眼的状态及视力，致伤的过程，受伤后诊疗过程。②眼部检查时动作应轻柔，避免造成再次损伤，若怀疑眼球破裂，应避免压迫眼球，不要强行分离眼睑。必要时在麻醉下或使用开睑钩进行检查，对儿童或不合作的病人在麻醉下检查。③对于合作的病人应检查视力，是否有瞳孔传入性障碍；并常规运用裂隙灯及检眼镜对眼内外进行检查，必要时测量眼压。④怀疑有异物、屈光间质混浊或眼球破裂的病人，应行 B 超、X 线、CT 等影像学检查。

眼外伤重在预防，应加强卫生安全教育的宣传，儿童玩耍时要远离危险物品如鞭炮、弹弓等，注意安全；工作时严格执行操作规章制度，完善防护措施，必要时佩戴防护眼镜或面罩。复杂眼外伤常有多种眼内结构的损伤，引起严重的并发症如外伤后眼内炎、交感性眼炎等，因此对眼外伤的处理应做到及时诊断、初期缝合、预防感染，为挽救伤眼创造有利的条件。

一、眼钝挫伤

【教材概要】 眼钝挫伤是眼球及其附属器受机械性钝力所致的损伤。多由于眼部受到砖、石块、木棍、拳头、球类、车祸及爆炸的冲击波直接打击，也可由眼内组织传导产生间接损伤。

眼钝挫伤后可有不同程度的视力下降、眼部疼痛等表现，损伤的原因、部位、轻重的不同，眼球及其附属器相应受损部位也会有不同的表现。

治疗与护理要点：①眼外伤为意外伤，对于恐惧和焦虑的病人，给予关心、爱护；有生命危险时，先抢救生命。②严密监测血压、呼吸等生命体征；监测视力、眼压、眼部伤口的变化，并做好记录。③没有伤口的眼睑淤血，24h 内给予冷敷，以后热敷；有伤口者清创缝合、消炎止痛及注射破伤风抗毒素，尽量做到功能和美容双重修复。

【注意事项】 严重眼挫伤伴有前房积血给予双眼包扎，卧床休息，眼球破裂者避免用力排便、咳嗽及打喷嚏，需手术者做好术前术后护理。

二、眼球穿通伤

【教材概要】

1. 概念　眼球穿通伤是指眼球被锐器刺破、切割或异物击穿所致眼球壁的全层裂开，伴或不伴眼内组织的损伤或脱出。刀、针、剪等锐利器、异物碎片直接刺破眼球壁或金属碎片飞溅入眼内所致眼球穿通伤，严重可失明及眼球萎缩。

2. 常见症状与体征　眼痛、畏光、流泪、视力下降、葡萄膜组织脱出、视网膜损伤、眼内出血。影像学检查确定有无眼内异物（铁质异物禁止使用磁共振）、眶壁有无骨折。病人多恐惧、焦虑、悲哀。

3. 治疗与护理措施　监测病人体温、脉搏、呼吸及血压等生命体征，有生命危险者首先抢救生命。安抚病人及家属情绪，监测伤眼视力、眼压变化，注意伤口有无出血、感染，观察健眼有无交感性眼炎（是指发生于一眼穿通伤或内眼手术后的双侧肉芽肿性葡萄膜炎，受伤眼被称为诱发眼，另一眼则被称为交感眼）。需要手术者要做好准备并协助医生手术。

【注意事项】　眼球穿通伤者术前切忌剪睫毛、冲洗结膜囊，防止污染异物进入伤口引起感染。局部检查和治疗时动作轻柔、禁止压迫眼球，以防加重病情。即使一眼受伤，也要双眼检查，做好记录，必要时做照相记录。

三、眼异物伤

【教材概要】　眼异物伤包括结膜、角膜异物与眼内异物。表现为眼部异物感、疼痛、畏光、流泪。眼内异物除了具有眼球穿通伤症状外，还有：①铁质沉着症；②铜质沉着症；③外伤性虹膜睫状体炎、化脓性眼内炎、视网膜脱离及眼球萎缩。

治疗与护理要点　①协助医生尽早取出异物。②眼内异物：磁性异物，电磁铁吸出；非磁性异物，行玻璃体切割术取出。③防治感染：局部及全身抗生素防治感染，糖皮质激素减轻眼内反应。

【注意事项】　眼部操作动作要轻，勿压眼球，忌剪睫毛及眼部冲洗，宣教眼外伤预防。

四、眼化学伤

【教材概要】

1. 眼化学伤是指化学物品的溶液、粉尘、气体进入或接触眼部所引起的眼部烧伤。眼部化学伤属眼科危急重症，其预后与致伤物的种类、浓度以及接触时间有关。化学伤多发生在化工厂、施工现场、实验室或人为泼撒。

2. 酸对蛋白质有凝固作用，由于凝固的蛋白不溶于水，能阻止酸性物质继续向深层渗透。碱能溶解脂肪和蛋白质，很快渗透到组织深层和眼内。因此，碱烧伤比酸烧伤组织损伤重，预后差。

3. 眼化学伤后可有不同程度的畏光、流泪、眼睑痉挛、眼痛和视力下降。根据酸碱烧伤的组织反应，可将其分为轻度、中度及重度三种。化学伤使眼功能和容貌的双重伤害，病人极度焦虑、恐惧、悲观失望。

根据眼化学伤的组织反应可分为轻度、中度及重度三种

	轻 度	中 度	重 度
眼睑	充血、水肿	皮肤可起水疱或糜烂	皮肤可起水疱或糜烂
结膜	充血、水肿	部分坏死，血管模糊不清	广泛的缺血性坏死
角膜	上皮部分脱落，数日后上皮修复	上皮层完全脱落、混浊	全层灰白或瓷白色混浊
并发症	无	无	角膜溃疡、角膜穿孔、角膜葡萄肿、青光眼、白内障等
后遗症	基本不留瘢痕	愈后留有角膜瘢痕	角膜白斑、粘连性角膜白斑、眼球萎缩等

4. 治疗与护理要点 ①急救：争分夺秒、就地取水、彻底冲洗，现场冲洗眼部，冲洗时翻转眼睑，转动眼球，暴露穹隆部，冲洗时间至少 30 分钟，尽快清除残留于结膜囊内的固体化学物质。如果病人眼睑痉挛严重，可在表面麻醉后冲洗。②散瞳及抗感染治疗。③如病人角膜溶解，可行角膜移植、结膜或羊膜移植以挽救眼球。

【注意事项】 耐心解释病情及治疗情况，消除病人恐惧悲哀心理，后期治疗并发症：矫正睑外翻、睑球粘连、角膜移植术等，宣教化学性眼外伤危害及预防。

五、辐射性眼外伤

【教材概要】 辐射性眼外伤包括电磁波谱中各种辐射线造成的损害，如微波、红外线、紫外线等多种辐射线。①紫外线损伤：电焊、高原、雪地及水面反光可造成眼部紫外线损伤，角膜上皮坏死脱落又称为电光性眼炎或雪盲。②红外线损伤：高温环境产生大量红外线，可造成白内障。③其他：由 X、β、γ 射线，中子或质子束，微波及热和光化学作用可引起黄斑损伤。

治疗与护理要点：角膜上皮脱落主要止痛、预防感染。白内障导致视力下降影响工作及生活，可行白内障摘除及人工晶状体植入术。视网膜出血渗出必要时可激光治疗。

【注意事项】 宣教防护知识如规范操作，注意个体防护。强光下应戴太阳镜，电焊环境下应戴防护镜等。

六、角膜接触镜佩戴者

【教材概要】 角膜接触镜也称隐形眼镜。用于矫正各种屈光不正，优点是像差小、成像质量好、视野大而清楚、美观、方便。另外在眼科治疗和美容方面也有广泛的使用者。角膜接触镜从材料上分为软镜和硬镜两种。角膜接触镜主要用途有：①矫正屈光不正：近视眼、远视眼、散光眼。②矫正屈光参差。③治疗镜：硬性透氧性角膜接触镜（RGP）治疗圆锥角膜、绷带镜治疗大疱性角膜病变。④其他：美容眼镜、老视眼镜、色盲镜等。

【注意事项】 角膜接触镜佩戴者要注意个人卫生。勤洗手，剪短指甲。①镜片要每天清洗一次：每天取下镜片，不论佩戴时间长短，均应该清洗，以除去镜片上的异物（如灰尘）、沉淀物（蛋白质、脂质、无机盐）及微生物。②戴、取眼镜的顺序：洗手→取片→

护理液清洗→戴镜→洗手→摘出镜片→清洗镜片→存放。③化妆戴镜：先戴镜再化妆；取镜片时，先取片再卸妆；整个过程，勿将化妆品污染角膜接触镜。④佩戴过程中若有炎症、过敏反应、角膜缺氧等要立即停戴，并及时就诊。

【测试题】

一、选择题

1. 眼部化学伤最重要的治疗护理措施是
    A. 立即送往医院或上级医院   B. 详细询问病史
    C. 就地取材，立即冲洗   D. 止痛
    E. 抗感染

2. 怀疑有眼内铁质异物，合适的检查是
    A. 磁共振检查   B. "X"线检查   C. "A"超检查
    D. 电生理检查   E. 伤口探查

3. 下列外伤最严重的是
    A. 紫外线   B. 红外线   C. 酸烧伤
    D. 碱烧伤   E. 微波伤

4. 最容易感染的角膜异物是
    A. 塑料   B. 煤屑   C. 金属
    D. 植物   E. 玻璃

5. 屈光参差最好的矫正方法是
    A. 框架眼镜   B. 不用矫正   C. 角膜接触镜
    D. 手术   E. 人工晶状体

6. 角膜接触镜佩戴前评估**不包括**
    A. 眼病史   B. 眼镜佩戴史   C. 全身病史
    D. 工作性质   E. 学历

7. 医学生小王，双眼高度近视，常年戴角膜接触镜。一天突然感觉右眼痛、眼红、视力下降。小王正确的处理是
    A. 立即停戴   B. 立即停戴并就诊   C. 更换镜片
    D. 更换护理液   E. 点眼继续戴镜

8. 小辉和同学玩飞镖，不慎被飞镖扎伤左眼，经医生检查眼球被穿通，小辉需要急诊手术，对小辉治疗护理正确的是
    A. 剪睫毛   B. 指测眼压   C. 冲洗结膜囊
    D. 重点检查伤口   E. 严格各项无菌操作

9. 小英，女，因演出佩戴一副美瞳（角膜接触镜），还需要化妆，戴镜护理正确的是
    A. 镜片要3天清洗一次   B. 先戴镜再化妆
    C. 先化妆再戴镜   D. 先卸妆再取片
    E. 戴镜洗手，取片不用洗手

10. 老王，建筑工人，工作时不慎被碰到头部及右眼，右眼视物不见，被救护车送来，如果你接诊，首先注意的是
    A. 眼球有无破裂   B. 眼内有无出血

    C. 视力   D. 有无感染

    E. 有无休克及重要脏器的损伤

(11~12 题共用题干)

男，15 岁，打羽毛球时被球打到右眼，右眼睑红肿、眼结膜混合充血（＋），角膜透明，前房约 2mm 积血，视力右眼 0.3，不能矫正，眼底不清楚。左眼眼部检查未见异常。诊断为"右眼钝挫伤伴前房积血"。全身检查正常。

11. 该病人正确的护理措施是

    A. 包扎患眼   B. 包扎健眼   C. 包扎双眼

    D. 不用包扎   E. 平躺休息

12. **不需要**重点观察的病情是

    A. 眼压   B. 视力   C. 出血量

    D. 疼痛   E. 血糖

(13~14 题共用题干)

电焊工人李师傅，在工作时感觉有异物进入右眼内，感觉眼痛、眼异物感适，经过检查，诊断角膜深层异物（右眼）。

13. 正确的护理是

    A. 局部点麻药止痛

    B. 用棉签擦去异物

    C. 洗眼

    D. 先抗生素点眼消炎，过 2 天取出异物

    E. 表面麻醉下进行角膜异物剔除术

14. 对于像李师傅这样的社区人群卫生宣教工作**错误**的是

    A. 严格执行操作规章制度，完善防护措施

    B. 不用教育，因意外伤害不能预防

    C. 处在可能造成损害环境时，应戴防护面罩或防护眼镜

    D. 如有异物溅入眼内，切忌揉眼或自行剔除，立即就诊

    E. 异物取出后，还要预防角膜感染

(15~16 题共用题干)

病人，男性，30 岁，工作时石灰进入左眼，左眼剧痛、不能睁开。

15. 对病人急救正确的是

    A. 眼部滴用表面麻醉药缓解疼痛   B. 眼部滴用抗生素眼药水

    C. 用酸性中和剂冲洗眼部   D. 利用就近水源充分冲洗眼部

    E. 立即送医院急救

16. 关于该病人正确的说法是

    A. 酸烧伤比碱烧伤重   B. 碱烧伤比酸烧伤重

    C. 冲洗时一定要用无菌盐水   D. 缩瞳剂治疗

    E. 及时冲洗后即可回家

(17~18 题共用题干)

小明，三年级，近半年来视力逐渐下降，最近看黑板不清楚。妈妈带小明去眼科检查，医生诊断为近视眼，小明的妈妈不愿小明这么小戴眼镜，医生经过检查后给小明配了

一副角膜塑形镜（硬性隐形眼镜）。

17. 小明佩戴塑形镜正确的是

    A. 护理液需要 2 天更换一次   B. 眼镜要经常酒精消毒

    C. 可以戴镜游泳   D. 要用专用的护理液

    E. 清洗需用无菌生理盐水清洗

18. 在小明戴镜过程中，需要立即停戴就诊的是

    A. 戴镜 3 个小时   B. 取下眼镜后视力太好   C. 上体育课

    D. 指甲太长   E. 眼红痛

（19～20 题共用题干）

演员小雪，白天一整天顶着太阳拍摄水上镜头，晚上 12 点，突然双眼眼红、眼痛、畏光流泪。去医院急诊

19. 小雪最有可能的是

    A. 水污染角膜患角膜炎   B. 劳累继发青光眼

    C. 摄相机导致红外线性损伤   D. 癔病

    E. 紫外线导致电光性眼炎

20. 最主要的治疗护理措施是

    A. 抗感染   B. 恢复视力   C. 止痛

    D. 散瞳   E. 热敷

二、名词解释

1. 交感性眼炎   2. 眼球穿通伤

三、简答题

1. 病人，张先生，45 岁。因车祸撞击头面部及左眼，头面部疼痛、出血、左眼视力下降 1 小时就诊。检查神志清楚、面容痛苦，血压 130/85mmHg。眼科检查左眼视力 0.3，左眼睑撕裂 2cm×1cm，深达骨膜层，结膜充血（＋＋），6 点钟角膜缘可见一 2mm 伤口，虹膜嵌顿，瞳孔变形，前房积血，眼底不清。门诊以眼球穿通伤，球内异物，急诊入院。请问对张先生如何护理？有哪些注意事项？

2. 简述佩戴角膜接触镜（隐形眼镜）的佩戴护理顺序。

【选择题参考答案】

1. C   2. B   3. D   4. D   5. C   6. E   7. B   8. E   9. B

10. E   11. C   12. E   13. E   14. B   15. D   16. B   17. D   18. E

19. E   20. C

（张秀梅　王增源）

第九章　眼科激光治疗病人的护理及
盲与低视力病人的康复与护理

【学习提示】　如果眼球内部出现病变很难通过手术方法安全地去除，那么，可利用眼屈光间质的透明特点，使激光束透过眼屈光间质治疗眼部病变，目前取得了较好的疗效。盲是指视力完全丧失，无光感而言。按 WHO1973 年规定的低视力与盲目的分级标准，将其分为 5 级，1 至 2 级属于低视力，3 至 5 级属于盲。但从社会学角度讲，盲又是指不能胜任某些职业，甚至生活不能自理者，故又有职业性盲和生活盲之称。低视力是指两眼中好眼最佳矫正视力低于 0.3，好于或等于 0.05 者；盲的标准是指好眼最佳矫正视力低于 0.05，或好于 0.05，但视野小于 10°者亦为盲。

一、眼科激光治疗病人的护理

【教材概要】　随着激光科技的迅速发展，许多眼科疾病都可以进行激光治疗，并取得很好的治疗效果。眼科临床用于治疗的激光机有：①光化学效应激光治疗机，最常用的是准分子激光治疗近视眼。②光电离效应激光治疗机，主要用于治疗虹膜造孔，晶状体后囊膜切开及泪道阻塞治疗。③光热效应激光机，用于治疗各种眼底病。

【注意事项】

1. 治疗前检查视力、眼压、眼前节与眼底。全身检查心电图、测量血压、血糖。

2. 耐心解释病情，介绍疾病治疗方法。介绍激光的安全性、先进性、过程方法及疗效。

3. 治疗前做好　①固视训练；②遵医嘱用药；③控制好血糖及血压；④环境标示要清楚，无地面障碍，安全方便。

4. 准分子激光护理　①术前 3 周勿戴隐形眼镜，术前一日禁化妆。②遵医嘱用药复查。

5. 眼底激光治疗的护理　①散瞳。②局麻置入 90°镜。③术后闭眼休息，减少眼球运动。

二、盲与低视力病人的康复与护理

【教材概要】　世界卫生组织（WHO）于 1973 年提出了盲和低视力的分类标准。

视野半径小于 10°大于 5°者为 3 级盲，小于 5°者为 4 级盲。

1999 年世界卫生组织曾指出，盲人的定义是指因视力损伤不能独自行走的人，他们通常需要职业和（或）社会的扶持。

视力损伤的分类（国际疾病分类标准，世界卫生组织，1973）

视力损伤		最佳矫正视力	
类　别	级　别	较　好　眼	较　差　眼
低视力	1 级	<0.3	≥0.1
	2 级	<0.1	≥0.05（指数/3m）
	3 级	<0.05	≥0.02（指数/1m）
盲	4 级	<0.02	光感
	5 级	无光感	

1. 我国盲与低视力的原因　依次为白内障（46.1%）、角膜病（15.4%）、沙眼（10.9%）、青光眼（8.8%）、视网膜脉络膜病（5.5%）等，其中半数以上盲和低视力是可预防和治疗的。

2. 常见症状与体征　不同程度的视力低下或视野缩小、对比敏感度下降。原发病的各种表现。有些病人因社交障碍会有敏感、孤僻、偏执或懦弱依赖的心理。

【注意事项】

1. 心理护理　对于情绪低落甚至抑郁的病人，倾听病人的心理感受，耐心解释病情，安慰开导病人。

2. 生活护理　创造病人生活环境无障碍，生活用品固定摆放，并容易取放。环境与读写均要减少眩光，增加对比敏感度。

3. 制定个体化康复指标　根据具体情况制定个体化康复指标。老年盲人需要适应家庭生活的训练，而年轻的盲人则需要适应社会生活、教育、工作等全面的训练。例如盲文训练、通过配镜提高视力、助视器的使用等，使他们利用残余视力工作和学习，以便获得较高的生活质量。

4. 加强卫生宣教，预防、控制盲目与低视力的发病率。重视盲人的教育和就业。

【测试题】

一、选择题

1. 目前可以用激光治疗的眼病**除去**
  A. 结膜炎　　　　　　　B. 青光眼　　　　　　　C. 眼底病
  D. 近视眼　　　　　　　E. 白内障

2. 国际标准，盲与低视力可分为
  A. 1 级　　　　　　　　B. 2 级　　　　　　　　C. 3 级
  D. 4 级　　　　　　　　E. 5 级

3. 我国盲与低视力的主要原因是
  A. 青光眼　　　　　　　B. 白内障　　　　　　　C. 眼底病
  D. 结膜炎　　　　　　　E. 角膜炎

4. 目前准分子激光主要用来治疗
  A. 青光眼　　　　　　　B. 白内障　　　　　　　C. 眼底病
  D. 结膜炎　　　　　　　E. 近视眼

5. 激光治疗白内障术后后囊膜混浊，主要利用了激光的
  A. 强电磁场效应　　　　B. 光电离效应　　　　　C. 光化学效应

D. 压强效应　　　　E. 光热效应

6. 低视力是指

A. 视力低下不能矫正　　　　B. 视野缩小

C. 视力低下和视野缩小　　　　D. 视力低下或视野缩小

E. 矫正视力低下或视野缩小

7. 小明，5岁，因内斜视就诊。检查视力右眼0.1，左眼0.2，双眼＋8D屈光不正，戴镜不提高。小明的视力状况为低视力

A. 1级　　　　B. 2级　　　　C. 3级

D. 4级　　　　E. 5级

8. 李奶奶糖尿病多年，最近视力下降，医生检查后告知李奶奶她患有黄斑水肿需要激光治疗。李奶奶使用的激光类型是

A. 光化学效应激光　　　　B. 光电离效应激光　　　　C. 光热效应激光

D. 光辐射激光　　　　E. 任何一种即可

9. 李大爷双眼湿性黄斑变性，中心暗点，视力低下不能矫正，多次治疗无效，对李大爷的护理康复措施**不包括**

A. 心理护理

B. 助视器验配

C. 讲解助视器使用

D. 指导李大爷提高生活技能

E. 告诉李大爷长期使用助视器会加重病情

10. 关于准分子激光治疗近视眼的说法正确的是

A. 一次手术终身治愈　　　　B. 无创伤

C. 近视度数越高效果越好　　　　D. 主要用于未成年人

E. 适于近视度数稳定的成年人

(11~13题共用题干)

李大娘，66岁。糖尿病10多年，半年前右眼视力下降，因左眼视力尚好，未治疗。一个月前突然左眼视物不见，就诊后被告知双眼糖尿病性视网膜病变、玻璃体积血。经过手术和激光治疗后，右眼视力0.02，左眼0.1，均不能矫正。

11. 李大娘盲目级别是

A. 1级　　　　B. 2级　　　　C. 3级

D. 4级　　　　E. 5级

12. 李大娘应早期做的检测和治疗是

A. 眼压　　　　B. 视力　　　　C. 验光配镜

D. 止血药物　　　　E. 眼底检查与激光治疗

13. 对李大娘目前的护理措施正确的是

A. 告知其是糖尿病引起的失明无法治疗

B. 以后不要看电视

C. 佩戴眼镜

D. 选择合适的助视器

E. 选择合适的助视器并教会其使用

（14～15题共用题干）

小王，男，18岁。从小学近视，双眼戴－5.00D的眼镜。高中毕业，想当兵，不能戴眼镜。想做准分子激光手术。

14. 小王术前护理指导正确的是
    A. 小王自己不用做什么，交给医生即可
    B. 把自己戴眼镜的度数告知护士即可
    C. 手术当天戴上隐形眼镜
    D. 练习追随注视
    E. 练习眨眼

15. 术后的注意事项**错误**的是
    A. 手术很安全，没有要注意的 B. 按医嘱用药、复查
    C. 注意观察眼压 D. 近期少做近距离工作
    E. 近期不游泳

（16～18题共用题干）

患儿，男，9岁，双眼先天白内障，幼时术后无晶体，眼球震颤。裸眼远视力：右眼0.05，左眼0.08；近视力（15cm）右眼0.2，左眼0.3。

16. 患儿低视力分级
    A. 1级 B. 2级 C. 3级
    D. 4级 E. 不能分级

17. 低视力矫正首先要
    A. 散瞳验光 B. 直接配镜 C. 直接戴远用助视器
    D. 直接配近用助视器 E. 弱视训练

18. 经检查后远用右眼 ＋7.75＋2.50×80，矫正视力0.2；左眼 ＋8.00D，矫正视力0.3，幼儿在此基础上，读书还可以加用
    A. 远用助视器 B. 单眼遮盖 C. 近用助视器
    D. 凹透镜注视 E. 弱视训练

二、简答题

1. 王老师，46岁。近半年双眼远视力下降，视野变小。经过医生检查，王老师患原发性开角型青光眼，视力右眼视力0.6，视野半径8°；视力左眼0.3，视野半径6°；均不能矫正，生活自理困难。
   (1) 帮助王老师提高生活自理能力的措施有哪些？
   (2) 对王老师我们该做哪些健康指导？

2. 扮演盲人10分钟，回答作为一名医务工作者，怎样对待盲与低视力病人？

【选择题参考答案】
1. A 2. E 3. B 4. E 5. C 6. E 7. A 8. C 9. E
10. E 11. B 12. E 13. E 14. D 15. A 16. E 17. A 18. C

（张秀梅 王增源）

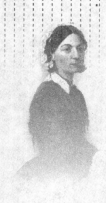

第二部分　耳鼻咽喉科护理

第一章　耳鼻咽喉的应用解剖及生理

【学习提示】　耳鼻咽喉科学是研究耳、鼻、咽、喉、气管、食管和颈部诸器官解剖、生理和疾病现象的一门科学。耳鼻咽喉各科研究对象在解剖上相互通连、生理上相互协调、病理上相互影响、诊断上相互关联、治疗上相互辅助。耳鼻咽喉解剖孔小洞深、结构精细、毗邻复杂，功能涉及听觉、平衡觉、嗅觉、发声与语言、呼吸与吞咽等，因此，要以全面的、联系的观点学习耳鼻咽喉科学，学好应用解剖及生理是理解相关疾病诊断、治疗和预防的前提条件。

【教材概要】

一、耳的应用解剖及生理

耳 {
外耳：包括耳郭及外耳道
中耳：包括鼓室、咽鼓管、鼓窦及乳突 4 部分
咽鼓管：为沟通鼓室与鼻咽的管道，成人咽鼓管鼓室口高于咽口，其主要功能为调节鼓室气压
内耳：又称迷路，分为骨迷路与膜迷路。骨迷路包括耳蜗、骨半规管、前庭 3 部分，膜迷路借纤维束固定于骨迷路内，可分为椭圆囊、球囊、膜半规管及膜蜗管 4 部分
}

耳的生理功能 {
听觉功能 {
气传导途经
骨传导途经
}
维持身体平衡功能
}

二、鼻的应用解剖及生理

鼻 {
外鼻　构成：骨和软骨构成支架，呈三棱椎体形
　　　危险三角区：临床上将鼻根部与上唇之间的三角形区域称危险三角区

鼻腔 {
起止：鼻腔起自前鼻孔，止于后鼻孔，由前向后是鼻前庭和固有鼻腔
黏膜：分为嗅区黏膜和呼吸区黏膜两部分
四壁：内、外、顶、底 4 壁
外侧壁：三个鼻甲、三个鼻道
}
下鼻甲后端距咽鼓管咽口 1～1.5cm
下鼻道前上方有鼻泪管的开口
下鼻道前段外侧壁骨质薄弱，是上颌窦穿刺的最佳进针位置

鼻窦 {
前组鼻窦：额窦、前组筛窦、上颌窦，均开口于中鼻道
后组鼻窦：后组筛窦、蝶窦，分别开口于上鼻道及蝶筛隐窝
}
}

鼻的生理功能
{
呼吸功能
{
形成鼻阻力有利于肺泡内气体交换
湿润作用
清洁过滤作用
调节温度的作用
}
嗅觉功能
反射作用
共鸣作用
}

三、咽的应用解剖与生理

咽
{
起止：上起于颅底，下至第 6 颈椎
鼻咽：部位：蝶骨体和枕骨基底部下方至软腭游离缘之间
　　　重要结构：顶部与后壁交界处有腺样体，若腺样体肥大可致鼻塞、听力减退。鼻咽侧壁
　　　　　　　　主要结构有咽鼓管咽口及咽隐窝。咽隐窝，是鼻咽癌的好发部位，其上方与
　　　　　　　　颅底破裂孔接近
口咽：部位：软腭与会厌上缘平面之间
　　　重要结构：后壁黏膜下有散在的淋巴滤泡。向前经咽峡与口腔相通
喉咽：部位：上起会厌软骨上缘，下至环状软骨下缘平面连接食管
　　　重要结构：该处有环咽肌环绕，前面有喉口，与喉腔相通。下咽部主要有两个凹陷，即
　　　　　　　　会厌谷和梨状窝，是异物易嵌顿的地方
}

咽的生理功能
{
吞咽功能
呼吸功能
语言形成功能
防御保护功能
调节中耳气压
免疫功能
}

四、喉的应用解剖与生理

喉
{
构成：由软骨、肌肉、韧带、纤维组织及黏膜等构成
软骨
{
会厌软骨：在喉入口之前，形如树叶，外覆黏膜构成会厌，会厌舌面组织疏松，炎症
　　　　　时易肿胀
甲状软骨：为喉部最大软骨，由左右对称的四方形甲状软骨板组成，构成喉前壁和侧
　　　　　壁的大部分
环状软骨：是喉部唯一呈完整的环形软骨，对于保持呼吸道通畅特别重要，如被损伤，
　　　　　常后遗喉腔狭窄
杓状软骨：为一对三角锥形软骨，底与环状软骨形成环杓关节，底部前角称声带突，为
　　　　　声带附着处
}
分区：喉腔以声带为界分为声门上区、声门区、声门下区 3 个区域
韧带与膜：主要有甲状舌骨膜与环甲膜，急性喉梗阻时，紧急情况下可行环甲膜穿刺或切开
　　　　　进行急救
}

喉的生理功能 { 喉括约肌功能（屏气功能）
喉反射功能（保护下呼吸道功能）
呼吸功能
发声功能
对血流的作用

五、气管、支气管及食管的应用解剖及生理

（一）气管、支气管的解剖及生理

气管起于环状软骨下缘，止于气管分叉的隆突处。右主支气管粗短，走向较垂直，异物易进入右侧支气管。气管、支气管是肺泡进行气体交换的主要通道，具有调节呼吸、清洁、防御性咳嗽反射和免疫的功能。

（二）食管的解剖及生理

食管上接喉咽，下止于胃的贲门，成人全长约 25cm。有 4 个生理性狭窄。

1. 食管入口处：异物最易存留此。

2. 主动脉弓横过食管左侧壁处，相当于第 4 胸椎平面。

3. 左主支气管横过食管前壁处，相当于第 5 胸椎平面。

4. 食管穿过横膈裂孔处，相当于第 10 胸椎平面。

食管的主要生理功能是通过蠕动将食团和液体送到胃内，此外，食管还能分泌黏液，对黏膜起润滑保护作用，使食管黏膜免受反流胃液的刺激。

【测试题】

一、选择题

1. 下列与牙根感染关系密切的是
   A. 额窦
   B. 上颌窦
   C. 前组筛窦
   D. 蝶窦
   E. 后组筛窦

2. 位于腭舌弓与腭咽弓之间的淋巴组织团块称
   A. 咽扁桃体
   B. 扁桃体
   C. 管扁桃体
   D. 舌扁桃体
   E. 咽侧索

3. 鼻泪管开口于
   A. 上鼻道
   B. 中鼻道
   C. 下鼻道
   D. 鼻丘
   E. 半月裂孔

4. 面部"危险三角区"是指
   A. 两口角与鼻根部三点连线内
   B. 两眼外眦与下颏尖三点连线内
   C. 面前静脉与面后静脉间
   D. 无具体范围
   E. 以上均不是

5. 鼻咽癌的好发部位是
   A. 咽隐窝
   B. 扁桃体窝
   C. 咽后壁
   D. 咽鼓管口
   E. 以上均不是

6. **不是**婴幼儿喉部解剖特点的是
   A. 黏膜下组织疏松
   B. 喉腔相对较大
   C. 淋巴组织丰富

D. 喉软骨柔软　　　　　　E. 会厌卷曲、声带短

7. 正常咽鼓管功能**不包括**

A. 调节中耳气压　　　B. 引流　　　　　　　C. 通气

D. 扩音　　　　　　　E. 防逆行感染

8. 鼓膜正常标志**不包括**

A. 松弛部　　　　　　B. 锤骨柄　　　　　　C. 锤骨短突

D. 光锥　　　　　　　E. 鼓岬

9. 中耳**不包括**

A. 咽鼓管　　　　　　B. 鼓室　　　　　　　C. 乳突

D. 鼓窦　　　　　　　E. 蝶窦

10. 开口于上鼻道的鼻窦是

A. 额窦　　　　　　　B. 上颌窦　　　　　　C. 前组筛窦

D. 蝶窦　　　　　　　E. 后组筛窦

二、名词解释

1. 鼻窦　　　　　　　　　　　　　　　3. 咽峡

2. 易出血区（黎特氏区）　　　　　　　4. 声门上区

三、简答题

1. 说出耳的空气传导途径。

2. 说出鼻窦的开口部位。

3. 简要说明喉腔的分区。

4. 鼻咽外侧壁重要的结构有哪些？

【选择题参考答案】

1. B　　2. B　　3. C　　4. A　　5. A　　6. B　　7. D　　8. E　　9. E

10. E

（张同良）

第二章　耳鼻咽喉科护理概述

【学习提示】　在学习时要注意整体观念，理解耳鼻咽喉诸器官解剖结构的密切联系及耳鼻咽喉疾病与全身疾病的关系，以便能准确评估病人身体状况。耳鼻咽喉的检查是学习的一个难点，需要在理论指导下反复练习才能掌握，检查病人时要耐心细致，克服耳鼻咽喉器官腔洞狭小的障碍，注意各器官检查时的操作要点。

【教材概要】

一、耳鼻咽喉科疾病与护理的基本特征

耳鼻咽喉诸器官在解剖结构上联系密切，同时它们又与整个机体有着广泛而密切的联系。这些特点要求护理人员必须有整体观念，注意耳鼻咽喉科病人的全身状况，对病人进行整体、系统、动态地评估。耳鼻咽喉诸器官腔洞狭小，结构精细，位置深，在诊治过程中需要掌握一定的操作方法。

二、耳鼻咽喉科护理评估

健康史、身体和心理状况是评估的重点。健康史主要包括既往病史、环境与职业因素、生活习惯、家族史与过敏史及发病诱因等。常见症状有耳漏、耳聋、耳鸣、耳痛、眩晕、鼻塞、鼻漏、鼻出血、嗅觉障碍、咽痛、咽感觉异常、吞咽困难、打鼾、声音嘶哑、呼吸困难等。

三、耳鼻咽喉科常用检查及护理配合

1. 检查体位　受检者取坐位，与检查者相对而坐，上身稍前倾。小儿受检不能配合时，需将小儿抱持，双腿夹住双下肢、右手固定额头部于胸前，左手环抱两臂，将全身固定。

2. 额镜的使用方法　将镜面贴近左眼或右眼，光源置于同侧，略高于受检者耳部，相距10～20cm，并使投射于额镜上的光线反射后聚集于受检部位，保持瞳孔、额镜中央孔和受检部位处于同一条直线，两眼睁开进行检查。

3. 外耳道及鼓膜检查　检查者一只手将受检耳郭向后外上方（婴幼儿向后下方）牵拉，使外耳道变直，另一手食指向前推压耳屏，即可观察外耳道和鼓膜。若耳道内有脓液或耵聍，应先清洁干净后再检查，耳毛浓密者可用耳镜或鼓气耳镜检查。

4. 听力检查　音叉试验、纯音听力测试和声导抗测试临床较为常用，其中音叉试验是门诊常用的简单听力检查方法，纯音听力测试是临床最常用的听力检查方法。

5. 前鼻镜检查　检查者左手持前鼻镜，两叶合拢，与鼻腔底平行伸入鼻前庭，但不可越过鼻阈。缓慢张开镜页，右手扶持受检者头部，随检查需要变动头位，依次检查鼻腔

各部。检查完毕，将镜叶呈半张状态退出，防止钳夹鼻毛引起疼痛。

6. 口咽部检查 受检者取坐位，自然张口，用压舌板轻压病人舌前 2/3 处，嘱病人发"啊"音，观察软腭运动情况，咽峡是否对称，自前向后依次观察双侧腭舌弓、腭咽弓、咽侧壁及咽后壁。

【注意事项】

1. 耳部检查要注意：①外耳道有炎症时，牵拉耳郭应轻柔，以免加重病人痛苦。②听力检查时，环境要安静，以免影响检查结果。音叉检查时，击响音叉的力量不能过大，以免产生泛音影响检查结果。③前庭功能检查时，应注意保护病人，以防跌倒。

2. 鼻部检查要注意：①使用鼻镜时，应合拢放入，不能超过鼻阈，以免损伤鼻黏膜；取出时两叶稍张开，以免夹住鼻毛引起疼痛。②检查鼻腔时，如黏膜肿胀、鼻甲肥大影响观察，可用 1‰麻黄碱溶液收缩黏膜后再检查，但老年人或高血压病人慎用。③测试嗅觉时，接触时间不宜过长，以免发生嗅觉疲劳而影响结果。

3. 咽喉部检查要注意：①使用压舌板时不能伸入过深，以免引起恶心、呕吐。②间接鼻咽镜和间接喉镜检查前加温防镜面起雾时，应以操作者的手背试温，以防烫伤。③咽反射敏感者，可先用 1‰丁卡因溶液表面麻醉后再检查。使用时应注意总量不超过 60mg，并密切观察有无中毒反应。④行黏膜麻醉的病人，应等麻木感消失后方可进食，以免发生烫伤、误咽等意外。

【测试题】

一、选择题

1. 检查成人外耳道深部和中耳时，牵拉耳郭的方向是
   A. 后外上   B. 后外下   C. 前下方
   D. 前上方   E. 水平

2. 波氏球法检查咽鼓管时，橡皮球吹气的时间是
   A. 吞水前   B. 吞水后   C. 吞水时
   D. 与吞咽无关   E. 以上都不对

3. 病人音叉检查结果标记为：右耳 RT（－），WT 偏向右耳，右耳 ST（＋），表示
   A. 右耳传导性聋   B. 右耳感音神经性聋   C. 左耳传导性聋
   D. 左耳感音神经性聋   E. 正常耳

4. 前鼻镜检查时，检查完毕应
   A. 将镜页合拢后取出   B. 维持检查时状态取出
   C. 将镜页呈半张状态取出   D. 将镜页转向上方再取出
   E. 将镜页转向下方再取出

5. 咽部检查时如病人咽反射较明显，可局部喷的药物是
   A. 1‰麻黄碱溶液   B. 2‰普鲁卡因溶液   C. 1‰丁卡因溶液
   D. 1‰肾上腺素溶液   E. 生理盐水

6. 间接喉镜检查前加温镜面的作用是
   A. 消毒   B. 避免镜面太凉引起不适
   C. 减轻咽反射   D. 防止镜面起雾影响观察
   E. 以上都不对

7. 耳部手术术前护理备皮的范围是

    A. 1~3cm   B. 3~5cm   C. 5~7cm

    D. 8~10cm   E. 15cm

8. 以下检查方法**错误**的是

    A. 保持瞳孔镜孔和检查部位同一直线

    B. 检查时睁一只眼闭一只眼

    C. 儿童检查鼓膜时向后下方牵拉耳郭

    D. 前鼻镜检查时镜叶不超过鼻阈

    E. 检查鼻窦压痛时先压一侧再压另一侧

9. 咽部检查时压舌板压舌部位为

    A. 舌尖   B. 舌1/2处   C. 舌前1/3处

    D. 舌前2/3处   E. 舌根

10. 以下耳部手术护理**错误**的是

    A. 避免污水进入耳道   B. 观察有无出血眩晕

    C. 可以用力擤鼻   D. 保持口腔清洁

    E. 按医嘱用抗生素防止感染

11. 门诊最简单、最常用的听力检查方法是

    A. 语音检查   B. 音叉试验   C. 纯音测听检查

    D. 声导抗检查   E. 电反应测听

二、名词解释

1. 耳鸣   4. 声嘶

2. 眩晕   5. 林纳试验

3. 脑脊液鼻漏

三、简答题

1. 耳鼻咽喉科护理评估的内容有哪些?

2. 耳鼻咽喉各器官检查时应注意什么?

3. 耳鼻咽喉各科手术后护理观察的要点有哪些?

【选择题参考答案】

1. A   2. C   3. A   4. C   5. C   6. D   7. C   8. B   9. D

10. C   11. B

第三章 耳科疾病病人的护理

【学习提示】 耳是听觉和平衡功能器官，所以，耳科疾病常出现的护理问题是听力下降和眩晕。一般外耳、中耳疾病只有听力下降而无眩晕，内耳疾病则听力下降同时伴有眩晕，另外，外耳炎症可由于受耳郭皮肤的牵拉引起疼痛，从而区别于中耳炎症。

耳经咽鼓管与鼻咽、鼻相沟通，故耳部疾病的发生与鼻、鼻咽疾病关系密切，如化脓性中耳炎、分泌性中耳炎；同时，某些耳部疾病也需要经咽鼓管进行治疗，如分泌性中耳炎，在某些耳部手术的术后护理时又要注意避免用力擤鼻和打喷嚏，以免气流经咽鼓管影响手术效果。这些在学习过程中都要注意。

滴耳药法是耳部疾病治疗的重要局部给药途径，护理人员要熟练掌握。

一、外耳道炎

【教材概要】

1. 外耳道炎是外耳道皮肤的急性或慢性炎症。局限性外耳道化脓性炎症又称外耳道疖。

2. 外耳道疖耳痛较剧，张口、咀嚼时加重，耳郭牵拉痛和耳屏压痛明显。慢性者以外耳道痒为主。

3. 耳道疖初为皮肤局部红肿，成熟后可见白色脓点。慢性者外耳道皮肤可有增厚、皲裂、脱屑等改变。

4. 分泌物多者用3%过氧化氢溶液清洁外耳道并遵医嘱使用抗生素滴耳液滴耳。耳痒重或分泌物多者可给予抗组织胺药或糖皮质激素治疗。如为外耳道疖，疖肿成熟后需及时切开引流。

【注意事项】

1. 不要自行挖耳，避免损伤外耳道皮肤。

2. 禁忌挤压，脓肿未成熟时禁忌针挑或切开，以免感染扩散。

二、鼓膜外伤

【教材概要】

1. 鼓膜外伤是指鼓膜遭受直接或间接外力冲击引起的损伤。

2. 鼓膜损伤后突感耳鸣、耳痛、听力下降和耳内堵塞感。外耳道可有少量鲜血流出或血痂，鼓膜穿孔多呈圆形或不规则裂隙状，边缘有血迹。

3. 预防感染，促进鼓膜伤口愈合。如外耳道口留置消毒干棉球，防止外界污物进入中耳；给予抗生素口服，防止继发感染；禁止洗耳、滴耳。

【注意事项】 鼓膜穿孔愈合前应避免污水进入外耳道或滴药，以免继发感染。不要用力擤鼻涕，打喷嚏，以免影响鼓膜愈合。

三、分泌性中耳炎

【教材概要】

1. 分泌性中耳炎是以鼓室积液及听力下降为主要特征的中耳非化脓性炎症。

2. 咽鼓管功能障碍为主要病因。

3. 主要表现为耳闭塞感，轻微耳痛，听力下降、低音调间歇性耳鸣。鼓膜内陷，表现为光锥缩短、变形或消失，锤骨短突明显外突。鼓室积液时，鼓膜呈淡黄或琥珀色，有时可透过鼓膜见到液平面，

4. 声导抗测试图呈平坦型（B型）曲线。

5. 积极消除病因，改善咽鼓管通气功能为主要治疗。如麻黄碱滴鼻剂滴鼻；予抗生素和糖皮质激素控制感染；用捏鼻鼓气法、波氏球法或导管法进行咽鼓管吹张。

6. 如有积液则应清除鼓室积液。

【注意事项】 对于一侧鼓室积液的成年病人，应特别注意检查有无鼻咽癌的可能。

四、急性化脓性中耳炎

【教材概要】

1. 急性化脓性中耳炎是中耳黏膜的急性化脓性炎症。多继发于上呼吸道感染，咽鼓管途径是其主要感染途径。

2. 局部表现为剧烈耳痛，伴低音调耳鸣和听力减退。如不及时治疗，会出现耳流脓。鼓膜呈弥散性充血、水肿、外隆，正常标志改变或消失。鼓膜穿孔时可见脓性分泌物从中耳腔溢出。

3. 遵医嘱早期、足量使用有效的抗生素全身治疗。局部在鼓膜穿孔前，用2%酚甘油滴耳，消炎止痛；鼓膜穿孔后，予3%过氧化氢溶液清洁并拭净外耳道脓液，然后滴用抗生素类滴耳液。

【注意事项】

1. 停药过早，治疗不彻底易转为慢性化脓性中耳炎。

2. 因小儿对病情表达不清易误诊，故小儿感冒后出现耳痛，摇头抓耳，哭闹不安等，应排除急性中耳炎。

五、慢性化脓性中耳炎

【教材概要】

1. 慢性化脓性中耳炎是中耳黏膜、骨膜或深达骨质的慢性化脓性炎症。病变多累及乳突部，病程迁延超过8周以上。

2. 主要临床特点为反复耳流脓，鼓膜穿孔及听力下降。根据临床表现将本病分为三型，即单纯型、骨疡型和胆脂瘤型。并发症多见于骨疡型和胆脂瘤型中耳炎，故骨疡型和胆脂瘤型均被称为"危险型中耳炎"。

3. 炎症急性发作时，遵医嘱全身应用抗生素。局部则洁耳后滴入抗生素滴耳剂。骨疡型和胆脂瘤型中耳炎须及时手术治疗，彻底清除病灶，方能控制感染和预防并发症。

【注意事项】

1. 如有面瘫、眩晕、剧烈头痛、呕吐及平衡障碍等症状，需警惕耳源性并发症的发生。

2. 骨疡型和胆脂瘤型有引起颅内、外并发症的危险，应及时手术彻底治疗。

六、梅尼埃病

【教材概要】

1. 梅尼埃病是以膜迷路积水为病理特征的内耳疾病。多发于青壮年，一般为单耳发病。可反复发作而且无明显规律。

2. 其主要特点为发作性眩晕，波动性听力下降，耳鸣伴耳内胀满感。持续时间数分钟至数小时不等，伴恶心、呕吐、出冷汗等症状。呈强迫体位，面色苍白，但神志清楚。

3. 发作期尽快缓解眩晕，采用镇静、调节自主神经功能等治疗，间歇期予以改善内耳微循环、营养神经等治疗。

【注意事项】 住院期间要注意防止摔伤，发作频繁的病人不要单独外出、骑车或登高等。禁止从事驾驶、高空作业等职业，防止意外发生。发作时应就地安静休息，以防止摔伤。

【测试题】

一、选择题

1. 小王挖耳时突然出现耳痛、耳鸣、听力下降和耳堵塞感，以下处理**错误**的是
    A. 不听音响减少噪声刺激
    B. 口服抗生素预防感染
    C. 洗澡时外耳道口堵塞消毒棉球防止污水流入耳道
    D. 滴抗生素滴耳液预防感染
    E. 不用力擤鼻和鼓气

2. 以下有"自身增强"现象的疾病是
    A. 外耳道炎   B. 鼓膜外伤   C. 分泌性中耳炎
    D. 急性化脓性中耳炎   E. 慢性化脓性中耳炎

3. 以下对分泌性中耳炎的描述**错误**的是
    A. 鼓膜穿孔   B. 鼓膜呈放射状充血   C. 鼓室积液
    D. 鼓膜内陷   E. 淡黄色鼓膜

4. 急性化脓性中耳炎病人的护理措施，**错误**的是
    A. 用 1％的麻黄碱滴鼻
    B. 鼓膜穿孔后先用双氧水洁耳，再滴 2％苯酚甘油
    C. 高热者给予降温
    D. 鼓膜穿孔后滴抗生素
    E. 早期及时用足量抗生素治疗

5. 慢性化脓性中耳炎临床特点中，**错误**的是
    A. 耳反复流脓   B. 听力下降   C. 鼓膜穿孔
    D. 可引起颅内并发症   E. 常伴有眩晕、呕吐

6. 1岁婴儿，高热、寒战 2 天，不愿进食，哭闹不安，摇头抓耳，今天早晨左耳流

脓，乳突区有压痛。应考虑

    A. 耳外伤   B. 急性分泌性中耳炎   C. 急性化脓性中耳炎

    D. 外耳道炎   E. 慢性化脓性中耳炎

7. 急性化脓性中耳炎最主要的感染途径是

    A. 咽鼓管途径   B. 腮腺导管途径   C. 血循环途径

    D. 鼻泪管途径   E. 鼓膜途径

8. 以下梅尼埃病病人的护理措施**错误**的是

    A. 避免过多搬动病人   B. 注意防摔倒   C. 适当镇静

    D. 嘱病人多饮水   E. 缓解焦虑情绪

9. 某病人纯音测听结果 500Hz、1000Hz、2000Hz 的听阈值分别为 40dB、45dB、50dB，其耳聋的程度是

    A. 轻度   B. 中度   C. 重度

    D. 极重度   E. 以上均错误

10. 某病人耳痛伴耳流脓 3 天就诊，诊断为急性化脓性中耳炎。耳部护理时**不应**使用的滴耳液是

    A. 3%过氧化氢溶液   B. 3%氧氟沙星滴耳液

    C. 2%酚甘油滴耳液   D. 3%新霉素甘油滴耳液

    E. 3%硼酸乙醇滴耳液

11. 耳郭及外耳道分泌物的清洁，常用

    A. 1%麻黄碱   B. 3%过氧化氢   C. 3%硼酸液

    D. 5%硝酸银液   E. 70%乙醇

二、名词解释

1. 咽鼓管   4. 耳源性并发症

2. 自声增强现象   5. 功能性聋

3. 胆脂瘤型中耳炎

三、简答题

1. 急性化脓性中耳炎的感染途径和病因有哪些？

2. 慢性化脓性中耳炎各类型的身体状况有什么不同？

3. 耳聋应该如何预防？

【选择题参考答案】

1. D   2. C   3. A   4. B   5. E   6. C   7. A   8. D   9. B

10. C   11. B

第四章　鼻科疾病病人的护理

【学习提示】　鼻是呼吸道的门户，与外界直接相通，故容易发生各种微生物的感染，如鼻疖、鼻前庭炎、鼻腔和鼻窦的炎症。鼻向后通鼻咽，经咽鼓管通鼓室，往下通口咽，所以鼻与耳、咽疾病均有联系。另外，各组鼻窦均有开口于鼻腔，鼻窦开口的引流障碍是其疾病发生的重要因素，故鼻、鼻窦疾病关系非常密切，常相互影响。因此，对鼻部疾病的诊治和护理要有整体的观念。

一、鼻疖

【教材概要】

1. 鼻疖是指鼻前庭、鼻尖及鼻翼部毛囊、皮脂腺或汗腺的局限性急性化脓性炎症。

2. 局部红、肿、热、痛，重者伴有全身不适和发热。疖肿成熟后，丘状隆起顶部出现黄白色脓点。

3. 早期局部热敷、涂药使炎症局限或消退。疖肿成熟后切开排脓。严禁挤压，预防并发症。

4. 处理不当或挤压，炎症通过静脉扩散，可引起颅内外并发症，如上唇及面颊部蜂窝织炎或海绵窦血栓性静脉炎等。

【注意事项】

1. 疖肿未成熟时切忌挤压，以防炎症扩散引起严重并发症。

2. 护理时注意观察病情变化，若出现眼睑水肿，眼球运动障碍，视力下降，伴高热、寒战、头痛、呕吐等表现，考虑合并海绵窦血栓性静脉炎，应及时报告医生。

二、慢性鼻炎

【教材概要】

1. 慢性鼻炎是鼻腔黏膜和黏膜下层的慢性炎症。

2. 特征　鼻腔黏膜肿胀、分泌物增多、无明确致病微生物感染、病程持续数月以上或反复发作。

3. 临床类型　慢性单纯性鼻炎、慢性肥厚性鼻炎。

4. 慢性单纯性鼻炎采用局部治疗及中成药治疗，以消除病因，恢复鼻腔通气功能。慢性肥厚性鼻炎可采用物理疗法或手术治疗，缩小鼻甲，改善通气。

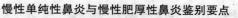

慢性单纯性鼻炎与慢性肥厚性鼻炎鉴别要点

	慢性单纯性鼻炎	慢性肥厚性鼻炎
症状	间歇性或交替性鼻塞，嗅觉下降不明显。无闭塞性鼻音	持续性鼻塞，嗅觉下降明显，有闭塞性鼻音。可伴头痛、咽干、耳鸣等不适
体征	下鼻甲黏膜肿胀，暗红色，表面光滑	下鼻甲黏膜肥厚，暗红色，表面不平，呈结节状或桑葚状
下鼻甲触诊	柔软，有弹性	质硬，无弹性
对减充血剂的反应	黏膜有明显的收缩	黏膜无明显收缩或不收缩

【注意事项】

1. 明确鉴别慢性单纯性鼻炎和慢性肥厚性鼻炎，对治疗方案选择和护理有重要意义。

2. 要向病人交待清楚减充血剂的副作用，连续使用超过 7 天，易导致药物性鼻炎。

3. 治疗中不要盲目过度使用抗生素。

4. 鼻腔冲洗现已经发展为一种生活保健措施，有改善鼻腔生理功能的作用，值得推广应用。

三、变应性鼻炎

【教材概要】

1. 变应性鼻炎又称过敏性鼻炎，是发生于鼻黏膜的变态反应性疾病。本病的发生与遗传及环境因素密切相关。

2. 特应性体质和接触变应原是其发病的两个条件，缺一不可。

3. 突发鼻痒、连续打喷嚏、流大量水样鼻涕、鼻塞伴嗅觉减退为主要症状。持续时间长短不一，可自然缓解。鼻黏膜水肿、苍白或浅蓝色，以下鼻甲最明显。

4. 避免接触过敏原，使用抗组织胺药和糖皮质激素减轻鼻部症状，有条件者可行脱敏治疗。

【注意事项】

1. 避免接触过敏原是有效预防发病的方法，需要结合病人的生活环境细心分析过敏原的种类和接触方式。

2. 病人应在医生指导下使用抗组织胺药和激素类药，避免不良反应发生。

四、急性鼻窦炎

【教材概要】

1. 急性鼻窦炎为鼻窦黏膜的急性化脓性炎症。

2. 上颌窦因窦口小，位置高，通气引流差，临床上发病率最高。

3. 鼻腔疾病导致鼻窦开口的通气引流受阻为最常见诱因。

4. 主要表现有鼻塞、流脓涕、头痛或局部疼痛。疼痛为本病最突出症状，不同鼻窦感染其疼痛部位和规律不同。检查鼻腔内有大量脓性分泌物，相应的鼻窦区皮肤（尖牙窝、眼眶内上角、内眦）红肿和压痛。

5. 改善引流和控制感染是治疗的重点。遵医嘱使用减充血剂滴鼻并指导病人正确擤

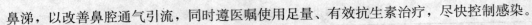

鼻涕，以改善鼻腔通气引流，同时遵医嘱使用足量、有效抗生素治疗，尽快控制感染。

【注意事项】

1. 注意减充血剂的副作用，不宜使用时间过长，易导致药物性鼻炎。

2. 要指导病人正确擤鼻涕，以免引起化脓性中耳炎。

3. 治疗疗程要充足，避免迁延成为慢性鼻窦炎。

五、慢性鼻窦炎

【教材概要】

1. 慢性鼻窦炎是鼻窦黏膜的慢性化脓性炎症，病程超过 12 周。本病与慢性鼻炎共存，又称"慢性鼻炎－鼻窦炎"。

2. 最常见的病因是急性化脓性鼻窦炎反复发作或治疗不当迁延而成。

3. 大量脓涕为本病主要症状，常反复发作。可有持续鼻塞，嗅觉减退或消失，头痛较轻。

4. 改善鼻腔及鼻窦通气引流是治疗鼻窦炎的关键环节，可选用喷（滴）鼻和擤鼻、鼻腔冲洗、鼻窦置换疗法、上颌穿刺冲洗等方法。前两者为基本方法，鼻窦置换疗法多用于全组鼻窦炎，上颌穿刺冲洗适用于慢性上颌窦炎。

5. 长疗程小剂量抗生素治疗结合中成药治疗效果较好。

【注意事项】

1. 注意减充血剂的副作用，不宜使用时间过长，易导致药物性鼻炎。主张使用糖皮质激素类喷鼻剂。

2. 要指导病人正确擤鼻涕，以免引起化脓性中耳炎。

六、鼻出血

【教材概要】

1. 鼻出血是耳鼻咽喉科常见急症之一。可因鼻部疾病、外伤或全身性疾病引起。

2. 儿童及青少年出血部位多在鼻中隔前下方的易出血区（即利特尔区）；中老年鼻出血部位多在鼻腔后部的鼻-鼻咽静脉丛或鼻中隔后动脉。

3. 鼻内窥镜检查可发现出血部位和局部病变，同时可给予止血。实验室检查包括血常规、凝血功能检查等，可排除血液系统疾病导致的出血。

4. 护士在接诊时，首先要安慰病人及家属，告知紧张恐惧等心理会使出血量增加，缓解其紧张情绪和恐惧心理。

5. 依据病情采用恰当的止血方法，快速准备相关物品，配合医生尽快止血。简易止血法主要适用于利特尔区的出血；填塞法临床最常用，适用于出血较剧、渗血面较大或出血部位不明者；烧灼法适用于反复少量出血且出血点明确者；血管结扎及血管栓塞法用于严重出血用其他止血治疗无效的病人。

【注意事项】

1. 头后仰、将血吞下是生活中常见的错误处理方法，应注意避免。

2. 凡士林纱条等填塞时间一般为 24～48h，不应超过 72h。

3. 告知病人止血治疗后避免用力擤鼻、重体力劳动或剧烈运动，忌吃过硬、过热食物。

4. 对反复出血者要努力查找出血的病因，避免耽误原发疾病治疗。

【测试题】

一、选择题

1. 挤压外鼻疖肿，可能导致严重的后果是
    A. 颈淋巴结炎　　　　　B. 眼眶蜂窝织炎　　　　　C. 上唇蜂窝织炎
    D. 海绵窦血栓性静脉炎　E. 面颊部蜂窝织炎

2. 某小学生上课时突然鼻出血，如果你是老师，最佳的处理是
    A. 让其抬高头，张开口
    B. 即用手指捏紧两侧鼻翼15分钟
    C. 将纸巾塞进学生鼻腔止血
    D. 让他躺下休息
    E. 拍打额部

3. **不符合**慢性单纯性鼻炎身体状况的是
    A. 单侧或双侧持续性鼻塞　　　　B. 无耳鸣及听力障碍
    C. 下鼻甲黏膜光滑　　　　　　　D. 探针触之柔软有弹性
    E. 对血管收缩剂敏感

4. **不符合**变应性鼻炎身体状况的是
    A. 突发鼻痒　　　　　　B. 阵发性连续喷嚏　　　　C. 大量清水样鼻涕
    D. 下鼻甲黏膜暗红色　　E. 鼻腔黏膜苍白、水肿

5. 使用鼻腔黏膜收缩剂（如麻黄碱滴鼻液）超过7天，可能会导致
    A. 慢性单纯性鼻炎　　　B. 慢性肥厚性鼻炎　　　　C. 药物性鼻炎
    D. 慢性上颌窦炎　　　　E. 急性筛窦炎

6. 采用前鼻孔填塞止血法的病人，以下**不正确**的是
    A. 常用填塞材料是凡士林纱条　　B. 填塞时间一般为24～48h
    C. 病人口干可给予含漱　　　　　D. 常规用抗生素预防感染
    E. 填塞时间至少为68h

7. 变应性鼻炎分泌物为
    A. 黏稠量多　　　　　　B. 黏稠量少　　　　　　　C. 清稀量多
    D. 清稀量少　　　　　　E. 恶臭

8. 对于出血较剧，出血部位不明确的鼻出血止血方法最适合的是
    A. 指压法　　　　　　　B. 烧灼法　　　　　　　　C. 血管结扎法
    D. 鼻腔填塞法　　　　　E. 冷冻法

9. 鼻腔用凡士林纱条填塞，留置时间一般为
    A. 8～12h　　　　　　　B. 24～48h　　　　　　　C. 4～6h
    D. 5～6d　　　　　　　E. 7～10d

10. 青少年鼻出血部位常见于
    A. 鼻中隔后下方　　　　B. 下鼻道后端　　　　　　C. 利特氏区
    D. 鼻中隔后上方　　　　E. 鼻腔顶部

11. 各组鼻窦中最容易发生鼻窦炎的是

A. 海绵窦　　　　　　　B. 上颌窦　　　　　　　C. 蝶窦

D. 额窦　　　　　　　　E. 筛窦

12. 慢性肥厚性鼻炎存在以下的表现是

A. 下鼻甲暗红、肿胀、光滑，对麻黄碱敏感

B. 下鼻甲暗红、肥大、表面不平，对麻黄碱不敏感

C. 下鼻甲苍白、水肿，鼻腔有大量水样分泌物

D. 下鼻甲缩小，鼻腔有多量灰绿色脓痂

E. 鼻中隔呈"C"型，左侧下鼻甲代偿性肥大

13. 男，23岁。4天前患鼻疖，自行"挤压排脓"后，出现高热，头痛，呕吐，视力下降。诊断为鼻疖引起"海绵窦感染"。原因是

A. 面部血液供应良好

B. 鼻腔与颅底相邻，炎症直接蔓延入颅

C. 外鼻动脉与颅底海绵窦相通

D. 外鼻静脉与颅底海绵窦相通

E. 面静脉与颅底海绵窦相通

14. 病人，女，35岁。左侧上颌第6磨牙疼痛1周，近两天出现发热，乏力，前额痛，左侧鼻塞，流脓稠鼻涕，伴腥臭味。最可能是

A. 左侧牙源性上颌窦炎　　B. 急性牙龈炎　　　　　C. 急性额窦炎

D. 急性筛窦炎　　　　　　E. 急性蝶窦炎

15. 病人，男，36岁，反复流脓鼻涕、鼻塞伴嗅觉减退及记忆力下降3年，诊断为双侧慢性上颌窦炎，鼻窦X光平片显示双侧上颌窦积脓，以下最有效的护理措施是

A. 心理护理　　　　　　　B. 预防并发症　　　　　C. 上颌窦穿刺冲洗

D. 予清淡饮食　　　　　　E. 密切观察病情

二、名词解释

1. 鼻疖　　　　　　　　　　　　　3. 慢性单纯性鼻炎

2. 药物性鼻炎　　　　　　　　　　4. 慢性鼻—鼻窦炎

三、简答题

1. 慢性鼻炎两种类型的身体状况有什么不同？

2. 如何避免药物性鼻炎的发生？

3. 对鼻出血病人应如何进行健康指导？

【选择题参考答案】

1. D　　2. B　　3. A　　4. D　　5. C　　6. E　　7. C　　8. D　　9. B

10. C　　11. B　　12. B　　13. D　　14. A　　15. C

（古　源）

第五章　咽科疾病病人的护理

【学习提示】 咽是呼吸道和消化道的共同通道，饮食、环境、生活习惯等种种原因使得咽部经常受到伤害而引发疾病。咽部组织容易在呼吸及进食过程中引起病原体感染，进食不慎或外界暴力也可引起咽部损伤。某些血液、神经系统的疾病和有些传染病可有咽部的临床表现。咽部常见症状有：咽痛，异物感，吞咽困难，呼吸困难，鼻音、打鼾等发声异常。

咽部疾病病人的护理重点是针对其发病原因护理，首要是确保呼吸畅通，保证生命安全，同时加强生活护理及保健指导。养成用鼻呼吸的习惯，避免过冷过热空气、化学烟雾以及粉尘等刺激，注意饮食卫生和保持口腔卫生，并及时治疗口腔疾患等。

一、慢性咽炎

【教材概要】

根据慢性咽炎的病理改变以及临床表现可分为三型

	慢性单纯性咽炎	慢性肥厚性咽炎	慢性萎缩性咽炎
主要症状	咽异物感、干痒、烧灼感、微痛、刺激性咳嗽、恶心、咯少量黏稠痰等		
充血	黏膜弥散性充血，血管扩张	黏膜充血，呈暗红色	颜色苍白
黏膜	黏膜弥散性充血	增厚明显	黏膜干燥，萎缩变薄
滤泡	咽后壁有少量淋巴滤泡	咽后壁淋巴滤泡增生显著，可融合成块，咽侧索充血肥厚	无
分泌物	可有黏稠分泌物附着在黏膜表面	有时分泌物较多	多附有黏稠分泌物或黄褐色痂皮，有臭味
治疗原则	加强锻炼，改善营养，补充维生素，提高免疫力；戒烟、酒等不良嗜好，保持周围环境空气清新；积极治疗邻近组织器官慢性炎症及全身慢性疾病		
局部治疗及护理	漱口液含漱或口含片治疗，可帮助缓解症状	对增生淋巴滤泡可用 10% 硝酸银、激光、微波、冷冻、电凝等清除增生的淋巴滤泡	可涂布 2% 碘甘油，以刺激腺体分泌，改善局部微循环

【注意事项】

1. 不要草率诊断本病，要进行客观检查，以免漏诊、误诊。

2. 多管齐下、综合治疗和护理，严格把握抗生素使用原则，不过度使用抗生素。

3. 加强生活护理，坚持长期养成良好生活习惯对本病的恢复非常重要。

二、急性扁桃体炎

【教材概要】 急性扁桃体炎是腭扁桃体的急性非特异性炎症。是常见的咽部感染性疾病，病人常因受凉、潮湿、劳累及烟酒过度等诱因导致抵抗力下降而引发本病，可伴有咽部周围组织的炎症，季节更替、气候变化时易发，尤其好发于青少年及儿童，可通过飞沫或直接接触而传染，发病率高。中医称本病为"烂乳蛾"、"喉蛾风"。

根据急性扁桃体炎病理改变和临床表现不同可分为两型

	急性卡他性扁桃体炎	急性化脓性扁桃体炎
病因	多为病毒感染	乙型溶血性链球菌、葡萄球菌
局部症状	咽痛和吞咽痛	咽痛剧烈，可有吞咽困难，疼痛常放射至耳部
全身症状	低热、头痛、食欲差、乏力	起病急，可有畏寒、高热、头痛、乏力等表现
检查所见	扁桃体充血、肿胀	咽部黏膜呈弥散性充血，腭扁桃体肿大，隐窝口见黄白色脓点，下颌角淋巴结常肿大、压痛
并发症	少	扁桃体周围脓肿、急性中耳炎、喉炎、急性风湿热、急性关节炎、急性肾炎、心肌炎等
治疗护理	抗病毒药物和抗生素治疗	应用抗生素治疗，首选青霉素类药物
其他	无特殊	小儿病情严重可出现抽搐、惊厥及呼吸困难等

【注意事项】

1. 本病具有传染性，护理中要加强消毒和适当隔离，防止交叉感染和暴发流行。
2. 加强局部或全身并发症的监测和护理。
3. 合理选用抗病毒药物和抗生素治疗，酌情使用糖皮质激素。
4. 注意与呼吸道其他传染性疾病鉴别，防止误诊和漏诊。

三、慢性扁桃体炎

【教材概要】 慢性扁桃体炎多由急性扁桃体炎反复发作或因扁桃体隐窝引流不畅，隐窝内细菌、病毒滋生感染而演变为慢性炎症，主要致病菌为链球菌和葡萄球菌，是临床常见疾病之一。

1. **症状** 多有反复急性发作病史，平时自觉症状少，仅有咽干、咽痛、发痒、异物感、刺激性咳嗽、口臭等轻微症状。如扁桃体过度肥大，可出现呼吸不畅、睡眠打鼾、言语及吞咽障碍。

2. **体征** 检查可见扁桃体和腭舌弓呈慢性充血，扁桃体表面瘢痕收缩，凹凸不平，隐窝口可见黄、白色干酪样点状物，扁桃体大小不定。表面可见瘢痕，常与周围组织粘连。病人常有下颌角淋巴结肿大。

3. **并发症** 慢性扁桃体炎可引起风湿性关节炎、风湿热、风湿性心脏病、肾炎和低热等。

4. **治疗和护理要点** 非手术疗法同急性扁桃体炎；有手术适应证者，施行扁桃体切除术。

【注意事项】

1. 慢性扁桃体炎是常见的全身感染"病灶"之一，机体可能受其影响而发生变态反应，产生各种并发症，注意观察和鉴别。

2. 严格掌握和评估扁桃体切除术适应证。

3. 术后饮食、漱口及防止出血和感染是术后护理重点。

四、阻塞性睡眠呼吸暂停低通气综合征

【教材概要】 阻塞性睡眠呼吸暂停低通气综合征（OSAHS）是指睡眠时上气道塌陷阻塞引起的呼吸暂停和低通气，伴有打鼾、睡眠结构紊乱、频繁发生血氧饱和度下降、白天嗜睡等症状。其特点是：口鼻无气流，但胸腹式呼吸仍然存在。好发于肥胖、老年人，甚至出现夜间猝死，因此是一种有潜在致死性的睡眠呼吸疾病。

定义为成人于 7 小时夜间睡眠时间内，发生至少 30 次呼吸暂停或低通气。呼吸暂停指每次发作时，口、鼻气流停止至少 10 秒以上；低通气为睡眠中呼吸气流强度较基础水平降低 50％以上，并伴有动脉血氧饱和度下降≥4％。常见病因是：①上呼吸道狭窄或堵塞；②肥胖；③内分泌紊乱；④老年期组织松弛；⑤上气道扩张肌张力异常，导致咽壁塌陷。

治疗要点：侧卧睡眠、戒烟酒、减肥、锻炼等；持续正压通气治疗、口腔矫治器等非手术治疗也达到满意的治疗效果；若病因明确，原则上应予以手术。

护理要点：①一般护理：制订减肥计划，调整睡眠姿势，忌饮酒，单人病房；②密切观察病人的生命体征，定期测量血压，密切观察呼吸暂停情况，尤其于凌晨时要加强巡视；③做好正压通气治疗病人的护理；④遵医嘱采用舌保护器；⑤病因明确的病人常需手术治疗，故协助医生做好术前及术后护理；⑥同情和关心病人的疾苦，加强心理护理和健康指导。

【注意事项】

1. 常规进行纤维喉镜、鼻内窥镜等检查，有助于明确上呼吸道阻塞部位，进一步确诊病变的性质及范围。

2. 病人忌饮酒和使用中枢神经抑制药，防止肌肉松弛和肌张力降低，从而使睡眠呼吸暂停加重。

3. 告诫病人不宜从事驾驶、高空作业等有潜在危险的工作。

【测试题】

一、选择题

1. 慢性咽炎的症状**不包括**
   A. 咽部不适感受   B. 异物感
   C. 干燥、发痒、刺激性咳嗽   D. 咳痰
   E. 灼热或微痛等

2. 慢性咽炎的护理措施中**错误**的是
   A. 嘱病人多饮水，进清淡饮食
   B. 避免烟、酒及辛辣食物刺激
   C. 遵医嘱局部含漱或含片治疗
   D. 慢性单纯性咽炎者，首选激光、冷冻或电凝等方法治疗
   E. 加强心理护理和健康指导

3. 引起急性扁桃体炎的主要致病菌是

    A. 乙型溶血性链球菌   B. 葡萄球菌   C. 肺炎链球菌

    D. 腺病毒   E. 白色念珠菌

4. 急性扁桃体炎的局部症状主要表现为

    A. 咳嗽   B. 咽痛   C. 呼吸困难

    D. 吞咽困难   E. 放射性耳痛

5. 急性扁桃体炎的治疗，**错误**的有

    A. 抗生素首选青霉素   B. 局部漱口

    C. 必要时可糖皮质激素   D. 紧急手术，切除扁桃体

    E. 可中医中药治疗

6. 诊断慢性扁桃体炎的主要依据是

    A. 反复急性发作   B. 咽部不适感   C. 扁桃体肿大

    D. 发热   E. 腭舌弓暗红

7. 扁桃体切除术后，减轻疼痛的措施**错误**的是

    A. 冰袋颈部冷敷   B. 给予解释安慰   C. 嘱病人深慢呼吸

    D. 用水杨类止痛剂   E. 针刺止痛

8. 扁桃体术后最危险的并发症是

    A. 术区感染   B. 大出血   C. 肺部感染

    D. 中耳炎   E. 以上均不是

9. 以下**不是**扁桃体术后出血征象的是

    A. 面色苍白   B. 脉细弱

    C. 术后当天痰中少许血丝   D. 口吐鲜血

    E. 全麻未醒有频繁吞咽动作

10. 咽后脓肿切开术的体位是

    A. 半卧位   B. 平卧位   C. 头低脚高位

    D. 侧卧位   E. 坐位

11. OSAHS病人睡眠姿势应取

    A. 半卧位   B. 平卧位   C. 头低脚高位

    D. 侧卧位或半坐卧位   E. 俯卧位

12. 扁桃体摘除术后全麻病人若出现频繁吞咽动作，应考虑为

    A. 伤口出血   B. 伪膜生长   C. 术后疼痛

    D. 术后感染   E. 以上均不是

（13～15题共用题干）

病人刘某，女性，18岁，咽痛伴发热、头痛3天，查体：体温39.1℃，急性病容，咽部充血，腭咽弓和腭舌弓充血明显，双侧扁桃体Ⅱ度肿大，表面有点状脓栓，下颌有肿大淋巴结，活动度可，触痛明显，血常规示白细胞为 $12.5 \times 10^9/L$，中性粒细胞0.85，淋巴细胞0.15。诊断为急性化脓性扁桃体炎。

13. 对患儿进行护理评估的内容**不包括**

    A. 询问工作及生活环境

    B. 询问以前是否有类似病史

C. 评估患儿的性别、年龄

D. 评估是否有受凉、劳累及过度烟酒等诱发因素

E. 询问治疗经过

14. 下列病人的护理问题**不能确定**的是

    A. 急性疼痛和吞咽障碍　　B. 体温升高　　　　　C. 潜在并发症

    D. 知识缺乏　　　　　　　E. 自我形象紊乱

15. 关于病人护理措施**不正确**的是

A. 本病具有传染性，护理中要加强消毒和适当隔离

B. 重点加强局部或全身并发症的监测和护理

C. 可行细菌培养和药敏实验有助于查明病原体和指导临床用药

D. 本病无传染性，无须隔离

E. 注意与呼吸道其他传染性疾病鉴别，防止误诊和漏诊

二、简答题

1. 扁桃体切除术病人的护理要点有哪些？

2. 为降低阻塞性睡眠呼吸暂停低通气综合征（OSAHS）的危险性，应采取哪些护理措施？

【选择题参考答案】

1. D　　2. D　　3. A　　4. B　　5. D　　6. A　　7. D　　8. B　　9. C

10. C　　11. D　　12. A　　13. C　　14. E　　15. D

（范国正　王增源）

第六章　喉科疾病病人的护理

【学习提示】　喉既是发声器官，又是呼吸道的门户，喉与外界环境直接接触，所以，与环境致病因素密切相关，如烟酒、高温、粉尘等可直接或间接导致发病。另外，感染、外伤、肿瘤、邻近器官的急性炎症等均可引发喉部疾病。喉部疾病又常与一些职业因素有关，如吸入刺激性气体、发声过度和发声不当等，发声保护是声乐工作者、演员、教师等需要十分重视的问题，喉部疾病与全身疾病的关系也比较密切。所以检查和治疗护理喉部疾病，其意义绝不仅仅在于解决喉本身的问题。

一、急性会厌炎

【教材概要】　急性会厌炎是指各种原因引起的以会厌黏膜为主的急性炎症。会厌软骨舌面黏膜下组织疏松，发生炎症时易形成蜂窝织炎甚至会厌肿胀，病情发展迅速，若不及时诊断并进行正确治疗，严重时可致呼吸道阻塞而引起窒息死亡。本病属耳鼻咽喉科急症之一，全年均可发生，成人多见，男性多于女性。其主要致病菌为乙型流感杆菌、葡萄球菌等，异物、外伤、吸入有害气体以及邻近器官急性炎症的蔓延也可导致本病。

主要临床表现：①起病急骤，常有寒战高热、精神萎靡、全身肌肉酸痛不适、面色苍白、四肢冰凉、脉搏细速、血压下降，甚至发生昏厥。②多数病人常在夜间出现剧烈的咽喉疼痛，导致吞咽时疼痛加重以及吞咽困难，较重者饮水呛咳，自觉咽喉部有肿物堵塞，说话含糊不清，但无声音嘶哑。会厌高度肿胀可引起吸气性呼吸困难、吸气性喉鸣，甚至窒息。③间接喉镜检查，会厌高度充血肿胀，尤以舌面为著，甚至增厚呈球状。

治疗要点：尽快控制感染和水肿，以抗生素和糖皮质激素为主；形成脓肿者应切开引流；如喉阻塞程度较严重，则按喉阻塞的处理原则治疗。

护理要点：①按医嘱及时给予足量、敏感的抗生素和类固醇激素，如头孢类抗生素、地塞米松等。②局部采用蒸汽吸入或超声雾化吸入。③严密观察呼吸型态，必要时吸氧。对有明显呼吸困难者，应做好气管切开术的准备，及时配合医生行气管切开术，以防发生窒息。④会厌舌面脓肿形成者，应在喉镜下将脓肿切开，排出脓液，并用吸引器吸除。⑤对体温过高者，应采取物理降温等措施。⑥加强心理护理及做好健康指导。

【注意事项】

1. 提高病人对本病的认识，不可掉以轻心，一旦复发应及时诊治。
2. 能正确评价呼吸困难的分级，并做好相应护理配合。

二、急性喉炎

【教材概要】　急性喉炎是指以声门区喉黏膜为主的急性炎症，常为上呼吸道急性炎症的一部分。声门区是上呼吸道最狭窄的部位，尤其是幼儿，轻微的炎症也会造成明显的梗阻，引起窒息。本病为耳鼻咽喉科常见病之一，好发于冬春两季，成人、小儿均可发病，多继发于急性鼻炎与急性咽炎，也可单发于喉部。用声过度、滥用嗓音、理化刺激及变态反应等均可导致本病。

小儿急性喉炎多见于3岁以下的幼儿，常有高热、易于夜间突发吸气性呼吸困难。呼吸困难严重时，可出现"三凹征"或"四凹征"，发绀，烦躁不安，甚至发生窒息。其原因是：①小儿喉腔狭小，声门肿胀时容易阻塞；②喉软骨柔软，吸气时容易塌陷；③声门下区黏膜下组织疏松，炎症时容易肿胀；④咳嗽功能差，痰液不易咳出；⑤神经系统功能不稳，容易诱发喉痉挛，故小儿急性喉炎应高度警惕夜间病情加重。

护理要点：①安静休息，禁止发声，避免小儿哭闹，尽量休息声带，防止呼吸困难加重。②按医嘱给予抗生素及类固醇激素治疗，以控制感染，预防喉水肿。③遵医嘱采用超声雾化吸入或含喉片等局部治疗。④密切观察病人的面色、唇色、肤色、意识状态、呼吸频率与节律，加强对小孩急性喉炎的巡视。

【注意事项】

1. 要充分认识到小儿急性喉炎容易引起吸气性呼吸困难的严重性，积极预防治疗和护理。

2. 小孩因感冒等原因出现声嘶、咳嗽等症状时，不能随意喂服镇咳、镇静药物，以防发生严重呼吸困难。

3. 及时使用足量有效的抗菌药物及糖皮质激素。

三、喉阻塞

【教材概要】 喉阻塞亦称喉梗阻，是由各种原因引起的喉及邻近组织的病变使喉部通道发生狭窄或阻塞，以吸气性呼吸困难为主要表现的症候群，系耳鼻咽喉科常见急症之一。多与咽喉炎症、喉部外伤、异物、肿瘤、喉水肿、声带瘫痪等因素有关。幼儿发生喉阻塞的机会高于成人，如不及时治疗，可危及生命安全。

根据病人症状和体征的严重程度将喉阻塞引起的呼吸困难分为以下四度

	安静状态下	活动状态下	缺氧表现	脉搏及其他
一度	无呼吸困难	有轻度吸气性呼吸困难，轻微吸气性喉喘鸣和软组织凹陷	无缺氧表现	脉搏正常
二度	有轻度吸气性呼吸困难、吸气期喉喘鸣和软组织凹陷	有明显呼吸困难、吸气期喉喘鸣和软组织凹陷加重	有缺氧表现，但不影响睡眠和进食，无烦躁不安等症状	脉搏尚正常
三度	有明显呼吸困难，喉喘鸣声甚响，四凹征显著	呼吸极度困难，喉喘鸣声、四凹征更显著	因缺氧而出现烦躁不安、不易入睡、不愿进食，有轻度发绀等表现	脉搏加快
四度	呼吸极度困难，不及时抢救，则可因窒息引起呼吸心跳停止		病人坐卧不安、手足乱动、面色苍白、口唇发绀、出冷汗、定向力丧失	心律不齐、脉搏细弱、血压下降、大小便失禁等

治疗原则：迅速解除呼吸困难，恢复通气，防止发生窒息而死亡。根据喉阻塞的原因和呼吸困难的程度，采用药物治疗或手术治疗。

护理要点：①加强心理护理，缓解其紧张、恐惧的心理，取得其配合。②应根据呼吸困难程度及治疗方法的不同而采取相应的护理措施，争分夺秒，尽快解除其呼吸困难及缺氧状况。③密切观察病人的血压、脉搏、神志、呼吸及缺氧的变化。④保持周围环境绝对安静，护理人员应沉着冷静，尽快作好气管切开的准备工作。⑤护理人员应迅速、及时、准确地执行各项医嘱，做到忙而不乱，特别是给予强心剂、呼吸兴奋剂或升压药时，要更加仔细，以保证准确无误。⑥已行气管切开术的病人，按气管切开术后常规护理。

【注意事项】

1. 呼吸困难分度在临床护理评估中要灵活掌握，密切观察病情。

2. 对气管切开术后的病人，教会病人或家属掌握自我护理知识，特别是未能拔管而需戴管出院的病人，应指导学会消毒及更换气管垫、湿化气道和保持空气湿度等方法。

3. 当病人出现了四度呼吸困难，未来得及送医院正规处理前，可以就地紧急行环甲膜穿刺或切开术，尽快缓解窒息。

四、嗓音保健

【教材概要】

1. 嗓音保健是指保护人的发声器官的健康，增强发声器官功能的方法。临床上许多病人由于缺乏相关保健知识，嗓音常出现不同程度的问题，如长期嘶哑、嗓音耐久力差、发声困难、语言低沉等。

2. 引起嗓音病变的常见原因　用声不当、炎症、声带小结、息肉、肿瘤、气候骤变、理化刺激、变声期的青少年、外伤、异物、手术、声带麻痹、神经受损、室带肥厚、功能性发声障碍、过度疲劳等均可引起的嗓音的改变。

3. 嗓音保健要点

（1）戒烟酒，养成良好的生活习惯。

（2）注意环境卫生，保持室内空气新鲜，温湿度适宜。

（3）加强锻炼，提高机体抵抗力，预防感冒等上呼吸道感染。

（4）变声期的保健：变声期是指嗓音由童声转变为成人声。变声期主要做好以下几点：①注意合理用嗓；②注意身心健康；③合理安排运动、饮食，切忌暴饮暴食，尤其是忌辛辣食物、冷饮等；④注意生活起居，还应注意谨慎用药，青春期要避免服用性激素药物和热性中药。

（5）积极治疗鼻腔、鼻窦、咽部或下呼吸道感染，保持呼吸通畅。

【注意事项】

1. 变声期是嗓音成长的关键时期，也是嗓音保健的重点。

2. 嗓音训练也是嗓音保健的一个重要因素，它对于纠正不良的发音，改变用嗓不当和增强嗓音的能力有很大的帮助。

【测试题】

一、选择题

1. 急性会厌炎最严重的护理问题是

　　A. 体温过高　　　　　B. 急性疼痛　　　　　C. 有窒息的危险

　　D. 吞咽障碍　　　　　E. 知识缺乏

2. 下列关于急性会厌炎描述**错误**的是
   A. 发生在会厌舌面黏膜的急性炎症
   B. 起病急，发展迅速，可引起窒息死亡
   C. 会厌高度充血肿胀以及剧烈咽痛可导致吞咽障碍
   D. 变态反应为本病最常见的原因
   E. 护理应严密观察呼吸型态，必要时吸氧

3. 急性喉炎的主要症状是
   A. 咳嗽　　　　　　　B. 喉痉挛　　　　　　　C. 声嘶
   D. 呼吸困难　　　　　E. 发热

4. 下列属于急性喉炎护理关键点的是
   A. 嘱病人多饮水
   B. 禁烟、酒，避免进食刺激性食物
   C. 安静休息
   D. 尽可能避免发声
   E. 遵医嘱采用超声雾化吸入或含喉片等局部治疗

5. 喉阻塞一般可分四度，其主要依据是
   A. 病人年龄大小　　　B. 呼吸困难程度　　　　C. 病程长短
   D. 声嘶程度　　　　　E. 以上均不是

6. 安静时有轻度呼吸困难病人，活动时加重，但不影响睡眠与进食，喉阻塞为
   A. 一度　　　　　　　B. 二度　　　　　　　　C. 三度
   D. 四度　　　　　　　E. 二至三度

7. 由炎症引起的二度喉阻塞，最佳治疗方案是
   A. 过量抗生素　　　　　　　　　B. 大量类固醇激素
   C. 抗生素加类固醇激素　　　　　D. 抗生素加激素，同时气管切开
   E. 抗生素加激素，备气管切开术

8. 气管切开术时切开气管的位置在
   A. 环状软骨至 1 环　　B. 5～6 环　　　　　　C. 环状软骨至 2 环
   D. 根据病情而定　　　　E. 2～4 环

9. 发声器官的振动器官是指
   A. 气管及支气管　　　B. 肺　　　　　　　　　C. 胸廓和膈肌
   D. 喉　　　　　　　　E. 喉腔

10. 变声期主要护理及保健措施**不包括**
    A. 注意合理用嗓
    B. 注意身心健康
    C. 合理安排运动
    D. 一般饮食与嗓音疾病无关
    E. 要避免服用性激素药物和热性中药

11. 下列**不是**引起嗓音病变的常见原因是
    A. 用声不当　　　　　B. 炎症　　　　　　　　C. 声带小结、息肉
    D. 扁桃体炎　　　　　E. 气候骤变、理化刺激

12. 气管切开术后拔管护理正确的是

    A. 病愈后，呼吸平稳，可考虑直接拔管

    B. 病人可在家属帮助下自行拔管

    C. 在拔除前应试行堵管，观察6～8小时，正常方可考虑拔管

    D. 拔管后，伤口可不缝合，用蝶形胶布贴封瘘口即可

    E. 瘘口自然愈合时间10天左右

13. 下列**不是**喉阻塞常见护理问题的是

    A. 有窒息的危险　　　　B. 语言沟通障碍　　　　C. 低效性呼吸型态

    D. 潜在并发症　　　　　E. 体温升高

14. 患儿，2岁，有发热、声嘶、犬吠样咳嗽、吸气性喉喘鸣和吸气性呼吸困难症状。首先应考虑的是

    A. 急性会厌炎　　　　　B. 急性喉炎　　　　　　C. 气管支气管异物

    D. 白喉　　　　　　　　E. 喉痉挛

15. 气管切开术后护理，最重要的是

    A. 保证套管通畅　　　　B. 观察有无出血　　　　C. 观察有无皮下气肿

    D. 气管内滴药　　　　　E. 伤口每日换药

二、名词解释

1. 喉阻塞　　　2. 气管切开术　　　3. 四凹征

三、简答题

1. 试述喉阻塞的分度、处理及护理要点。

2. 制订一份气管切开术后护理计划。

【选择题参考答案】

1. C　　　2. D　　　3. C　　　4. D　　　5. B　　　6. B　　　7. E　　　8. E　　　9. D

10. D　　11. D　　12. D　　13. E　　14. B　　15. A

（范国正）

第七章 喉、气管、支气管及食管异物病人的护理

【学习提示】 喉、气管、支气管异物及食管异物是耳鼻咽喉科常见的急危重症之一，喉、气管与支气管异物临床多见于 5 岁以下小儿，主要引起呼吸困难，重者因窒息而死亡。食管异物可发生于任何年龄，多与进食不慎有关，可引起许多并发症，甚至危及生命。

一、喉、气管与支气管异物

【教材概要】 喉、气管与支气管异物是指外界物质或自身的牙齿、血块、鼻痂等被误吸进入喉、气管与支气管。多发生于 5 岁以下儿童，成人偶见，是耳鼻咽喉科的常见疾病。异物存留一般以气管异物最多，其次是右支气管异物、左支气管异物，右侧发病率高于左侧。

1. 喉异物 可出现突发剧烈呛咳和吸气性呼吸困难，伴有不同程度的喉痛、声嘶、吸气性喉喘鸣及发绀等。若异物较大，可立即引起窒息。间接喉镜或直接喉镜下多可发现异物。

2. 气管、支气管异物 典型病例在吸入异物进入气管时，异物刺激黏膜突发剧烈呛咳和反射性喉痉挛而出现憋气、口唇发绀等。分为四期：异物进入期、安静期、刺激与炎症期、并发症期。

气管、支气管异物是危及生命的急症，应及时诊断，尽早用直接喉镜、支气管镜及纤维支气管镜等取出异物，以保持呼吸道通畅。若有呼吸困难，应立即行气管切开术。

【注意事项】 术后注意观察病情，给予抗生素及糖皮质激素类药物，以便控制感染，防止喉水肿及其他并发症的发生。待呼吸困难缓解后，再行手术取出异物。

二、食管异物

【教材概要】 食管异物是指因饮食不慎，误咽异物，而致异物停留或嵌顿于食管的异常情况。是五官科常见急症之一，可发生在任何年龄，以老人及儿童多见。好发部位多在食管生理狭窄处，最常见于食管入口。

典型病例常主诉颈根部或胸骨后疼痛、吞咽困难、流涎不止。异物较大者常因压迫气管、主动脉弓，导致急性呼吸循环衰竭而死亡。食管异物可损伤食管引起食管炎、食管穿孔、纵隔炎、锁骨下动脉或主动脉弓破裂、气管食管瘘等并发症。

根据病人的年龄、异物的状况等尽早取出异物。禁食、补液，及时行食管镜取出异物，注意手术前后抗炎处理。

【注意事项】 教育小儿要改掉口含玩物的习惯，老人戴义齿者应睡前取下，进食时不吃较黏的食物。误咽异物后忌用馒头、饭团等挤压异物入胃的方法，以免加重食管损伤，应就近就医取出异物。

【测试题】

选择题

1. 下列支气管异物患儿存在的主要护理问题**不包括**
   A. 吞咽障碍
   B. 有感染的危险
   C. 气体交换受损
   D. 体温升高
   E. 知识缺乏

2. 下列对于气管、支气管异物患儿家长的健康教育**不正确**的是
   A. 小儿进食时不要对其责备、挑逗、追逐，防止因哭闹、说笑、跌倒而误吸
   B. 纠正小儿进食时的各种不良习惯，引导文明进食
   C. 纠正儿童吃零食习惯，少食用果冻、花生等块状物品
   D. 可以自行在家取出，避免过于紧张
   E. 有异物应及时就诊，做相关检查

3. 食管异物下列处理正确的是
   A. 含饮食醋
   B. 用饭团或韭菜强行下咽
   C. 用阿托品解痉
   D. 食管镜下取出异物
   E. 以上均可

4. 若不知道具体的异物，想了解食管内有无透光性异物可行
   A. 食管钡剂 X 线检查
   B. 肺部 X 线检查
   C. 间接喉镜检查
   D. CT 检查
   E. 肺部叩诊

【选择题参考答案】

1. A   2. D   3. D   4. B

（张同良）

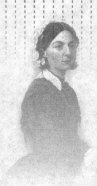

第三部分 口腔科护理

第一章　口腔颌面部应用解剖及生理

【学习提示】　口腔颌面部是口腔与颌面颈部的统称，为人体最显露、最具个体特征性的部位。该部位位置外露，易遭受损伤，并且血管丰富、组织疏松，受伤后出血较多，另外口腔颌面部结构中包含人体内一种特殊的器官——牙齿，牙齿的疾病容易导致剧烈的疼痛，牙齿缺失后又严重影响生活质量。因此，掌握熟悉口腔颌面部解剖生理特点，了解口腔颌面部疾患与全身的关系，对正确认识、评估、护理口腔科疾病意义重大。学习本章内容可主要通过观察记忆，掌握一些口腔结构的名称和组织特点为以后的学习打好基础。

【教材概要】

一、口腔局部解剖及生理

闭口状态时，上、下牙列、牙龈及牙槽骨将口腔分为口腔前庭和固有口腔两部分，前外侧部称口腔前庭，后内侧部为固有口腔。

口腔前庭各壁上，常用的表面解剖标志有：前庭沟、上下唇系带、颊系带、腮腺乳头、磨牙后区、翼下颌皱襞、颊脂垫尖。固有口腔为闭口时从牙列的舌侧到咽部之间的腔隙，其上为硬腭和软腭，下为舌和口底，前界和两侧界为上、下牙弓，后界为咽门。

二、牙体及牙周组织的应用解剖

1. 乳牙　婴儿出生后 6~8 个月乳牙开始萌出，约 2 岁半萌齐。正常乳牙有 20 个，上、下颌左右两侧各 5 个。其名称从中线起向两旁分别为乳中切牙、乳侧切牙、乳尖牙、第一乳磨牙、第二乳磨牙。

2. 恒牙　是继乳牙脱落后的第二副牙列，恒牙一般有 28~32 个，上、下颌左右两侧各 7~8 个，其名称从中线起向两侧分别为中切牙、侧切牙、尖牙、第一前磨牙、第二前磨牙、第一磨牙、第二磨牙、第三磨牙。切牙和尖牙位于牙弓前部，统称为前牙；前磨牙和磨牙位于牙弓后部，统称为后牙。恒牙一般从 6 岁左右开始萌出，在第二乳磨牙后方萌出第一恒磨牙（简称六龄牙），同时恒中切牙萌出，乳中切牙开始脱落，随后侧切牙、尖牙、第一前磨牙、第二前磨牙、第二磨牙及第三磨牙依次萌出。恒牙一般在 12~13 岁时已长出 28 个，第三磨牙俗称智齿，萌出时间不一致，一般在 18~26 岁之间，也有终身不萌出者。

3. 牙齿形态及组织结构　从外观上看，牙体由牙冠、牙根及牙颈三部分组成。从牙体纵剖面可见牙体组织由牙釉质、牙骨质、牙本质三种钙化的硬组织和牙体髓腔内的软组织牙髓组成。牙周组织即牙齿周围的支持组织，由牙龈、牙周膜和牙槽骨三部分组成，具有支持、固定、营养牙齿的功能。

三、颌面部应用解剖

颌骨主要由上颌骨和下颌骨组成。表情肌与咀嚼肌是构成颌面部肌肉的两大肌群，可协调运动以完成口腔的部分生理功能。口腔颌面部还有丰富的血管及淋巴系统，与颌面部相关的神经主要有运动神经和感觉神经两类。

【测试题】

一、选择题

1. 具有支持、固定牙齿功能的是
   A. 牙周组织　　　　　　B. 口腔前庭　　　　　　C. 固有口腔
   D. 唇颊部　　　　　　　E. 舌腭部
2. 下牙槽神经阻滞麻醉进针点的标志为
   A. 牙槽骨　　　　　　　B. 颊脂垫尖　　　　　　C. 牙周膜
   D. 颊肌　　　　　　　　E. 颧骨
3. 人体当中最硬的组织是
   A. 牙槽骨　　　　　　　B. 上颌骨　　　　　　　C. 牙釉质
   D. 牙本质　　　　　　　E. 下颌骨
4. 临床上采用牙位记录法，5A 指的是
   A. 右上颌中切牙　　　　B. 左下颌尖牙　　　　　C. 右上颌第一前磨牙
   D. 右上颌第二前磨牙　　E. 左上颌第一磨牙
5. 最早萌出的恒牙是
   A. 中切牙　　　　　　　B. 尖牙　　　　　　　　C. 第一前磨牙
   D. 第二前磨牙　　　　　E. 第一磨牙

二、名词解释

1. 前庭沟　　　　　　　　　　　　　4. 牙冠
2. 磨牙后区　　　　　　　　　　　　5. 牙髓
3. 颊脂垫尖

【选择题参考答案】

1. A　　2. B　　3. C　　4. D　　5. E

第二章　口腔科护理概述

【学习提示】　口腔科的疾病有一些与其他疾病不同的特点，因此，口腔科的护理也具有一些与其他疾病不同的特征。首先对病人进行详尽准确地护理评估，通过一系列口腔科检查和治疗中的配合，对病人做出相应的护理诊断。由于口腔科疾病的特殊性，对于门诊和住院病房还要分别掌握其不同的护理管理要点以及注意疾病诊治和护理过程中感染的控制。

【教材概要】

一、口腔科疾病及护理的基本特征

1. 口腔科疾病具有易损伤性、易感染性、病人人群多及治疗恐惧的特点。
2. 口腔科护理的特征：需要在护理过程中具备急救意识和救护能力、注意预防感染、重视口腔健康宣教及掌握对病人心理辅导的方法。

二、口腔科病人的护理评估

对口腔科病人进行护理评估是确定护理诊断、制订护理计划及措施的必要手段和重要依据。评估时，不仅要了解病人的身体健康状况，还要关心其心理状态、社会关系、文化及经济水平等因素，这样才能做出全面正确的评估。

1. 健康史　了解病人疾病发生的经过，是否接受过治疗，以及有无全身疾病，有无影响口腔健康的不良习惯等。
2. 主要症状和体征　牙痛、牙齿松动、口臭、牙龈出血、牙齿变色、张口受限、口腔黏膜病损、咀嚼功能障碍、吞咽困难、颌面部肿胀疼痛。

三、口腔科常用检查及护理配合

1. 常用检查器械　口镜、镊子、探针。
2. 检查前准备　包括环境的准备和椅位的准备。
3. 基本检查手段　包括问诊、视诊、探针、叩诊、触诊、牙齿松动度检查及牙髓活力检查、颞下颌关节检查、咀嚼肌检查、涎腺检查等。

四、口腔科常用护理诊断

常用护理诊断有：急性疼痛、慢性疼痛、牙齿异常、焦虑、口腔黏膜受损、恶心、进食缺陷、社交孤立、语言不佳、睡眠障碍、潜在并发症、知识缺乏等。

五、口腔科手术病人的常规护理

手术前对病人做好术前评估、心理护理、专科护理及手术物品准备；手术后进行病人的一般护理、饮食护理、术后观察与处理。

六、口腔科护理管理

1. 口腔科门诊护理管理　结合口腔科门诊病人流动性大、护士与医生配合需紧密、器械与耗材品类繁多及病人对美观要求较高的特点，门诊的护理管理要注意做到热情接待、合理分诊、指引得当、做好治疗前的环境卫生、器械药品的准备；治疗过程中积极配合、掌握必要的操作技术及消毒隔离措施；治疗后整理场所、清点器械、补充消耗、指导病人自我护理等。

2. 口腔科病房护理管理　着重了解与其他住院病人护理的区别，如口腔健康宣教及预防感染、消毒隔离等。

七、口腔诊治过程中的感染与控制

由于口腔疾病的普遍性和口腔临床工作的特殊性，在口腔诊治过程中，口腔设备、器械的使用既接触血液，又接触体液，同时又可以通过气雾飞沫传染，给疾病的传播提供了便利条件。因此口腔科工作人员在工作过程中，要严格操作规程，做好防护措施，避免疾病的传播，治疗前后做好器械的消毒灭菌工作。

【测试题】

一、选择题

1. 口腔最常见症状及就诊的主要原因是
   A. 口臭　　　　　　　　　B. 牙痛　　　　　　　　　C. 牙龈出血
   D. 牙齿变色　　　　　　　E. 口腔溃疡

2. 口镜作为口腔科常用的检查器械，它不可以用来做
   A. 牵拉口角及软组织
   B. 反射光源便于看到不易看到的结构
   C. 增加口腔内亮度
   D. 检查牙齿松动度
   E. 口镜柄用来叩诊

3. 关于探诊，以下错误的是
   A. 常用的工具是探针或镊子
   B. 操作的时候要采用握笔式，选好支点
   C. 探入深龋洞时要尽量用力探洞底
   D. 探诊可了解牙髓的反应、牙龈是否出血、牙周袋的深度等
   E. 探诊时要动作轻柔

4. 下列不是口腔科门诊特点的是
   A. 复诊病人多，病人流动性大　　　B. 急症病人多，治疗需求迫切
   C. 易造成交叉感染　　　　　　　　D. 护士与医生配合多而紧密

E. 治疗所需卫生耗材和器械较多

5. 口腔科门诊护理管理的内容有

    A. 整理台面，准备器具和药品

    B. 合理、有序地对待诊病人分诊

    C. 治疗中及时调拌并传递材料和药品

    D. 对器械分类消毒

    E. 以上均包括

二、名词解释

1. 牙髓活力　　　　　　　　　　3. 牙齿着色

2. 叩诊　　　　　　　　　　　　4. 口镜

【选择题参考答案】

1. B　　2. D　　3. C　　4. B　　5. E

第三章　口腔内科疾病病人的护理

第一节　牙体组织病病人的护理

【学习提示】　常见的牙体组织疾病有龋病、牙髓病和根尖周病。龋病是发生在牙体硬组织的疾病，表现为硬组织的破坏，病人牙齿产生龋洞，有疼痛感，若不加治疗和控制，龋洞内致病菌进一步腐蚀破坏牙齿，导致牙髓受到侵犯，造成牙髓病，病人会感到剧烈的疼痛，对生活起居造成一定的影响，致病菌继续下行，感染全部牙髓后将会突破根尖孔，累及根尖周组织，造成根尖周病，病人会感到持续的疼痛，并且根尖骨质受到破坏后会导致牙齿的松动，若并发化脓性感染还会出现一系列全身的症状，加重病人的痛苦。因此，在牙体组织疾病的护理过程中，要根据病情发展的进程制订护理计划，特别是针对牙体组织疾病不断发展和疼痛剧烈的特点，对病人在专业护理的基础上要尤其加强心理辅导和口腔健康宣教的工作。

【教材概要】

一、龋病

是在以细菌为主的多种因素影响下，牙体硬组织发生慢性进行性破坏的一种疾病。

1. 目前把龋病的发生归结为细菌、食物、宿主、时间共同作用的结果。

2. 临床上为了便于诊断和治疗，根据龋坏程度分为浅龋、中龋及深龋。

3. 早期浅龋采用药物治疗的方法抑制龋病的发展，当牙体组织破坏形成龋洞时，则采用充填术修复缺损。

4. 常见的护理诊断有牙齿异常、舒适受损、知识缺乏、潜在并发症等。

5. 护理措施重在术前器械材料的准备、术中配合医生的治疗以及术后的健康指导。

二、牙髓病

牙髓病是指发生在牙髓组织的疾病。包括可复性牙髓炎、不可复性牙髓炎、牙髓坏死、牙内吸收和牙髓钙化。

1. 造成牙髓病的原因一般有细菌感染和理化刺激两种。

2. 牙髓病最常见的表现是牙齿剧烈疼痛，尤以急性牙髓炎最为剧烈。

3. 可以通过牙髓活力测试、温度试验及叩诊帮助确诊患牙。

4. 常用药物或开髓减压的方法缓解疼痛，尽量保存活髓，如不能保存活髓应尽量保存患牙。

5. 常见的护理诊断有急性疼痛、焦虑、恐惧、知识缺乏。

6. 牙髓病的应急治疗措施包括开髓引流和药物止痛。

7. 护理要注意在专科护理的基础上加强心理安慰和健康指导。

三、根尖周病

根尖周病是指牙齿根尖部及其周围组织病变的总称，临床上分为急性根尖周炎和慢性根尖周炎。

1. 根尖周炎多由感染的牙髓通过根尖孔刺激根尖周组织，引起急性感染。也可由物理或化学刺激损伤根尖周组织导致炎症。

2. 急性的根尖周炎多表现为剧烈持续的跳痛，牙齿有伸长感，发生根尖脓肿至骨膜及黏膜下时，颌面部区域肿胀，并伴有体温升高、身体乏力等全身症状。

3. 慢性根尖周炎自觉症状较轻，常有反复肿胀疼痛史。根尖区牙龈可发现窦道孔。

4. 根尖周病的治疗 应急治疗可采用开髓引流缓解疼痛，然后进行彻底的根管治疗或牙髓塑化治疗。

【注意事项】

1. 要明确掌握各种牙体组织疾病的治疗中所需要用到的器械和药品，以便做好器材的准备和治疗中的医护配合工作。

2. 了解牙体组织疾病发生发展的原因和过程，对病人进行必要的口腔健康教育。

3. 对需要反复复诊多次的病人，向其说明及时复诊的重要性，确定复诊日期。

4. 对急性疼痛剧烈的病人口内操作时注意动作轻柔，不可用力过猛。

5. 调拌药品或试剂配合医生治疗时，动作要迅速，操作中注意无菌操作。

【测试题】

一、选择题

1. 下列因素与龋病发生**无关**的是
   A. 口腔卫生不洁　　　　B. 含糖类食物摄入过多　　C. 张口呼吸
   D. 牙排列不齐　　　　　E. 唾液太少

2. 关于深龋的描述，下列正确的是
   A. 龋损发展到牙釉质　　　　　　B. 龋损发展到牙本质深层
   C. 牙齿自发性疼痛　　　　　　　D. 温度刺激不敏感
   E. 牙面上有色素沉着区

3. 下列**不是**急性牙髓炎特点的是
   A. 疼痛呈自发性、阵发性疼痛　　B. 温度刺激加剧疼痛
   C. 夜间疼痛加剧　　　　　　　　D. 病人能够指出患牙
   E. 疼痛呈放射性

4. 急性牙髓炎最有效的止痛方法是
   A. 开髓引流　　　　　　B. 口服止痛药　　　　C. 冷水
   D. 输液治疗　　　　　　E. 切开脓肿

5. 对根尖周炎的护理配合，以下**错误**的是
   A. 抽吸 3％过氧化氢溶液及生理盐水，协助医生冲洗髓腔
   B. 吸净冲洗液，吹干髓腔及吸干根管

C. 备消毒棉球供医生置入根管及髓腔内

D. 对需要脓肿切开的病人进行局部麻醉

E. 嘱病人遵医嘱按时复诊

二、名词解释

1. 浅龋   4. 牙髓坏死

2. 牙髓活力测试   5. 开髓引流

3. 可复性牙髓炎

【选择题参考答案】

1. C   2. A   3. D   4. A   5. D

第二节　牙周组织病病人的护理

【学习提示】　牙周组织病指牙齿支持组织，包括牙龈、牙周膜、牙槽骨及牙骨质发生的慢性、非特异性、感染性疾病。其中以牙龈炎和牙周炎最为常见。在口腔疾病中牙周病与龋病一样，是人类最常见的疾病之一，随着年龄的增长，患病率和严重程度也逐渐增高。在护理过程中要加强口腔健康教育，指导病人采用保持口腔卫生的措施。

【教材概要】

一、牙龈炎

牙龈炎是指位于龈乳头和龈缘的炎症，严重时可累及附着龈。

1. 口腔内牙菌斑是牙龈炎最主要的病因，如因口腔卫生不良或食物嵌塞等原因可促进牙菌斑的积聚，可导致或加重牙龈的炎症。其他全身性的营养障碍、系统性疾病或病人内分泌的改变也可使原有的慢性牙龈炎加重，因此，应了解病人身体状况及口腔情况。

2. 牙龈炎一般无明显症状，多数因牙龈受到机械刺激引起出血而就诊。

3. 检查可见牙龈充血、红肿、表面光滑发亮、质地松软、缺乏弹性，探诊易出血。

4. 牙龈炎的治疗以去除局部刺激因素为主，配合局部的药物治疗。洁治术是去除牙结石和菌斑的基本治疗手段。

5. 洁治术的护理措施包括术前器械和药物的准备，术中调节椅位、协助牵拉口角、吸净冲洗液、备打磨牙面材料、冲洗上药等，术后心理护理及健康指导。

二、牙周炎

牙周炎是发生在牙周支持组织的慢性破坏性疾病，表现为牙龈、牙周膜、牙骨质及牙槽骨均发生改变。

1. 除有牙龈炎的症状外，牙周袋的形成是其主要临床特点。

2. 形成的原因包括局部促进因素和全身因素。

3. 牙周炎典型症状有牙龈肿胀出血、牙周袋形成、牙周袋溢脓及牙周脓肿、牙齿松动。

4. 辅助检查 X 线片显示牙槽骨吸收、牙周间隙增宽等。

5. 需采用综合治疗的方法，即控制菌斑、清除牙结石、去除牙周袋及药物治疗。病情控制后需要坚持定期复查，才能使疗效得到长期稳定的保持。

6. 护理措施主要包括洁治术的护理和术后的健康指导。

【注意事项】

1. 牙周组织病病人大多都有牙龈肿胀易出血的症状，在使用锐利器械或超声波洁牙机治疗时会出现出血的症状，这点在治疗前对病人交待清楚，避免不必要的恐慌。

2. 因会出现出血的症状，加上超声波洁牙治疗过程中产生大量喷雾，很容易出现血沫飞溅的现象，因此，医护操作过程中一定要加强自身防护，防止交叉感染，术后也要对所用器械彻底清洗消毒。

3. 治疗过程中若出血较多，应用 0.1% 肾上腺素棉球止血。

4. 对于存在牙周袋病人，洁治术完成后，牙龈周围会有空虚感，应事先告知病人，并在洁治完成后，龈沟内涂布碘甘油，若牙周袋深大，还需考虑牙周手术。

5. 涂擦碘甘油时应避免灼伤邻近黏膜组织。

6. 牙周手术后，嘱病人注意保护创口，24 小时内不要漱口、刷牙，进温软饮食，遵医嘱服抗生素以防止感染，术后 1 周拆线，术后 6 周勿探测牙周袋。

【测试题】

一、选择题

1. 下列**不是**牙周组织的是
   A. 牙龈　　　　　　　　B. 牙周膜　　　　　　　C. 牙髓
   D. 牙槽骨　　　　　　　E. 牙骨质

2. 牙龈炎最主要的病因是
   A. 牙菌斑　　　　　　　B. 食物嵌塞　　　　　　C. 咬合创伤
   D. 不良修复体　　　　　E. 内分泌紊乱

3. 牙周炎主要的临床特点是
   A. 牙龈肿胀出血　　　　B. 牙周袋形成　　　　　C. 牙周脓肿
   D. 牙齿松动　　　　　　E. 牙槽骨吸收

4. 关于洁治术的护理，以下**错误**的是
   A. 术前准备好相应的器械、物品
   B. 术中协助医生牵拉口角、口唇
   C. 术中及时吸取冲洗液，保持术野清晰
   D. 术后对病人进行健康指导
   E. 术后给予防止感染的药物

5. 对牙周病病人的口腔健康指导，下面正确的是
   A. 让病人了解保持口腔卫生的重要性
   B. 指导病人正确刷牙
   C. 让病人养成饭后漱口早晚刷牙的习惯
   D. 指导病人正确使用牙线
   E. 以上均正确

二、名词解释

1. 洁治术　　2. 病理性牙周袋　　3. 牙周脓肿

【选择题参考答案】

1. C　　2. A　　3. B　　4. E　　5. E

第三节　口腔黏膜病病人的护理

【学习提示】　口腔黏膜病主要是发生在口腔内牙龈、颊、腭、舌、口底等黏膜组织上的病损。病损往往呈溃疡、疱、疱疹、丘疹、糜烂、假膜等表现。病变大多局限于口腔内，也有部分出现全身症状或者是全身疾病的口腔表现。对于各类不同表现的口腔黏膜病，注意鉴别诊断，针对性做出护理措施，进行口腔内护理，并对病人由于疼痛带来的心理焦虑进行心理安慰。

【教材概要】

一、复发性口腔溃疡

复发性口腔溃疡是一种常见的口腔黏膜溃疡性损害，发病率居口腔黏膜病之首，具有复发性与自限性。

1. 病因尚不明确，与免疫功能紊乱、感染、疲劳等因素有关。

2. 临床上本病分为轻型、重型和疱疹样溃疡三型。

3. 治疗分全身免疫治疗和局部消炎止痛。

4. 配合医生治疗的同时及时给予健康指导。

二、口腔单纯疱疹

口腔单纯疱疹是口腔黏膜常见的急性传染性发疱性病变，在口腔黏膜处称疱疹性口炎，单独发生在口周皮肤者称唇疱疹。

1. 本病的病因是Ⅰ型单纯疱疹病毒。

2. 疱疹性口炎好发于儿童。主要表现为口腔黏膜广泛充血水肿，形成水疱，破溃形成溃疡，表面覆盖黄白色假膜，十天左右可自愈。

3. 唇疱疹常见于成年人，主要表现为唇红黏膜与皮肤交界处的成簇水疱，破溃后结痂，痂皮脱落后局部可留下色素沉着。

4. 治疗主要为全身支持治疗和抗病毒治疗。

三、手足口病

手足口病又称发疹性水泡口腔炎，是一种由多种肠道病毒引起的以发热和手、足、口腔等部位的皮疹或疱疹为主要特征的传染病。婴幼儿和儿童常见，3岁以下年龄组发病率最高。

1. 引发手足口病的病毒以柯萨奇病毒和肠道病毒最为常见。

2. 传染方式以接触传播为主，也可通过空气飞沫传播。

3. 口腔局部症状为口腔黏膜出现散在疼痛性疱疹或溃疡，手足部出现斑丘疹，一般

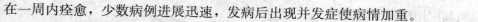

在一周内痊愈，少数病例进展迅速，发病后出现并发症使病情加重。

4. 全身的症状包括发热、厌食、全身不适等。重症病例可有嗜睡、易惊、头痛、呕吐甚至昏迷。

5. 治疗要首先隔离患儿，然后采取对症治疗、全身支持治疗、抗病毒治疗。

6. 护理过程中要做好病人的消毒、隔离工作。做好口腔护理，密切监测病情变化，有异常及时报告医生，并配合处理。

四、口腔念珠菌病

口腔念珠菌病又称雪口病或鹅口疮，是由念珠菌属感染引起的口腔黏膜病。

1. 病原菌为白色念珠菌，在一定的诱因下引发此病。

2. 本病多见于婴幼儿，好发于唇、颊、舌、腭等黏膜。

3. 其特征是黏膜上的白色凝乳状假膜，边界清楚，不易拭去。

4. 患儿有烦躁、拒食等症状，偶有低热。

5. 治疗要点在于去除不良因素，抗真菌治疗，增强机体免疫力。

【注意事项】

1. 病人口腔局部有溃疡、疱疹等病变时，需给予流质、半流质温凉易消化食物，避免刺激性食物。

2. 使用 10％硝酸银局部烧灼溃疡时，应隔离唾液、压舌，以防药液超出溃疡面，伤及周围正常黏膜。

3. 对手足口病儿童的护理要做好患儿及家属的消毒、隔离工作，接触儿童前、处理排泄物后均要洗手，并妥善处理污物。

4. 对手足口病患儿要密切监测病情变化，尤其是脑、肺、心等重要脏器功能。

【测试题】

一、选择题

1. 口腔黏膜病中发病率最高的疾病是
   A. 口腔念珠菌病　　　　B. 口腔白斑　　　　　C. 复发性口腔溃疡
   D. 口腔单纯疱疹　　　　E. 口腔扁平苔藓

2. 关于重型口腔溃疡的表现，下列正确的是
   A. 约一周左右自愈　　　　　　B. 溃疡直径约 2～3mm
   C. 溃疡直径小于 2mm　　　　　D. 溃疡直径 10～20mm
   E. 可伴有头痛、低热、全身不适

3. 疱疹性口炎的好发人群是
   A. 6 岁以下儿童　　　　B. 青少年　　　　　C. 中年男性
   D. 中年女性　　　　　　E. 老年人

4. 除了有口腔局部病损外，还出现其他皮肤黏膜病损的疾病是
   A. 复发性口腔溃疡　　　B. 手足口病　　　　C. 口腔单纯疱疹
   D. 口腔念珠菌病　　　　E. 口腔白斑

5. 对口腔念珠菌病的护理，下面正确的是
   A. 嘱病人充分休息，给予易消化饮食

B. 遵医嘱应用抗病毒药物

C. 做好患儿和家属的消毒、隔离工作

D. 密切监测病人体温、意识等全身症状

E. 遵医嘱给予抗真菌治疗

二、名词解释

1. 假膜　　2. 唇疱疹　　3. 手足口病

【选择题参考答案】

1. C　　2. D　　3. A　　4. B　　5. E

（吴雅楠）

第四章 口腔外科疾病病人的护理

第一节 口腔颌面部感染病人的护理

【学习提示】 口腔颌面部感染是口腔常见病，可由口腔内或外部的细菌引起，前者多为牙源性感染，后者多与损伤有关，常见口腔颌面部感染有冠周炎、颌面部间隙感染等。

【教材概要】

（一）冠周炎

冠周炎是指在牙齿萌出过程中，牙冠周围软组织发生的炎症，多发生在下颌第三磨牙周围，故又叫智齿冠周炎或下颌第三磨牙冠周炎。多见于18～25岁的青年人。

1. 病因多由于第三磨牙萌出受阻，食物残渣滞留引发的感染，在机体抵抗力下降时可诱发此病。局部的牙龈创伤也可引起此病。

2. 病人局部症状明显，多表现为磨牙后区肿痛不适、吞咽时加重，严重者可出现张口受限，或者发热、头痛等全身症状。检查可见第三磨牙区形成龈袋、软组织红肿、颌下淋巴结肿大压痛，血常规检查显示白细胞数量增多。

3. 急性期应以消炎、镇痛、切开引流、增强全身抵抗力的治疗为主，慢性期应尽早拔除，防止感染复发。

4. 配合医生局部治疗的同时及时给予健康指导。

（二）口腔颌面部间隙感染

口内牙源性或涎源性感染严重时可沿口腔颌面部阻力薄弱的间隙结构扩散，形成口腔颌面部间隙感染，也叫颌周蜂窝织炎，多为需氧和厌氧菌引起的混合感染。

1. 耳源性感染、冠周炎、根尖周炎等病情严重后均可引起颌面间隙感染。

2. 间隙感染后出现红、肿、热、痛、功能障碍等症状，严重者出现高烧、昏迷、休克。

3. 治疗主要给予抗生素控制炎症，脓肿形成后及时切开引流。

4. 护理中注意保证病人充足的休息，张口受限时用吸管进食，注意口腔护理，治疗中配合医生，并且注意及时观察病情。

【注意事项】

1. 智齿冠周炎急性期过后，应尽早拔除阻生的第三磨牙，防止再次感染。

2. 颌面部间隙感染若位置较深，往往感染体征不明显，可表现为轻度肿胀、深压痛，脓肿不易自行溃破也不易触及波动感，因而容易耽误治疗。

3. 单一间隙感染若不及时控制可形成多间隙感染，使病情危重。

4. 间隙感染炎症控制后要处理相关病灶牙或坏死颌骨。

【测试题】

一、选择题

1. 冠周炎好发的牙位是
  A. 第一磨牙   B. 第二磨牙   C. 第三磨牙
  D. 中切牙   E. 尖牙

2. 智齿冠周炎常见的体征有
  A. 软组织红肿   B. 颌下淋巴结肿大 C. 白细胞总数增多
  D. 张口受限   E. 以上均有

3. 常用来冲洗冠周炎盲袋的药物是
  A. 75％酒精   B. 生理盐水   C. 3％过氧化氢溶液
  D. 硫酸庆大霉素   E. 碘酚

4. 下列疾病**不会**导致口腔颌面间隙感染的是
  A. 复发性口腔溃疡 B. 智齿冠周炎   C. 中耳炎
  D. 第一磨牙根尖周炎 E. 颌面部疖

5. 对于口腔颌面间隙感染的护理，**错误**的是
  A. 嘱病人充分休息，给予易消化饮食
  B. 做好口腔卫生护理
  C. 遵医嘱应用抗生素并观察药物副作用
  D. 观察脓肿大小、性状等变化
  E. 遵医嘱给予抗真菌治疗

二、名词解释

1. 冠周炎 2. 龈袋 3. 颌周蜂窝织炎

【选择题参考答案】
1. C 2. E 3. C 4. A 5. E

第二节　口腔颌面部损伤病人的护理

【学习提示】 口腔颌面部在人体中位置相对比较凸显，外伤时很容易发生口腔颌面部的损伤。由于口腔颌面部血运丰富，伤后出血较多，应及早采取措施止血。另外，口腔颌面部损伤时往往累及的部位和组织比较多，造成的功能障碍也是多方面的，这就要求医护人员在应对颌面部损伤时，要检查细致、不要遗漏组织结构，治疗和护理中除要避免重要结构的损伤外，还要重视颌面部器官功能的恢复。

【教材概要】

一、口腔颌面部损伤身体状况

1. 口腔颌面部软组织损伤可分为闭合性损伤和开放性损伤。
2. 牙与牙槽骨损伤多发生在前牙区，轻则牙齿松动，重则牙折断、牙槽骨折等。
3. 颌骨骨折包括上颌骨骨折、下颌骨骨折及上下颌骨联合骨折。

二、治疗要点

1. 有生命危险时，先抢救生命。
2. 根据损伤累及的不同部位做相应的对症治疗。

三、护理措施

1. 急救护理　观察生命体征，准备急救用品，做好手术准备，协助医生进行抢救。
2. 专科护理　指导病人饮食，保持病人口腔清洁，协助医生行骨折固定术。
3. 病情观察　观察病人各项生命体征及相应治疗部位的情况。
4. 心理护理及健康指导。

【注意事项】

1. 对软组织进行清创复位缝合时，要注意尽量做到功能与面容的双重修复。
2. 舌体缝合时要保留舌的长度和活动度。
3. 腮腺损伤病人禁食辛辣刺激、酸甜食物。

【测试题】

一、选择题

1. 颌面损伤的"二次弹片伤"导致的原因是
   A. 出血　　　　　　　B. 颌骨骨折　　　　　C. 牙被击碎
   D. 舌肿胀　　　　　　E. 牙松动
2. 下列**不是**颌骨骨折表现的是
   A. 局部疼痛肿胀　　　B. 颌下淋巴结肿大　　C. 牙齿错位
   D. 张口受限　　　　　E. 咬合关系紊乱
3. 颌面部损伤病人**不能**进食的食物有
   A. 牛奶　　　　　　　B. 稀饭　　　　　　　C. 汤面
   D. 麦片粥　　　　　　E. 饼干

二、名词解释

1. 二次弹片伤　　2. 开放性损伤

【选择题参考答案】

1. C　　2. B　　3. E

第三节　三叉神经痛病人的护理

【学习提示】　三叉神经痛是以一侧面部三叉神经分布区内反复发作的阵发性剧痛为主要特点的疾病，好发于 40 岁以上的中年女性，由于发病时疼痛剧烈，病人多呈烦躁、焦虑情绪。

【教材概要】

1. 三叉神经痛分为原发性和继发性两种。
2. 三叉神经痛的疼痛特点是疼痛剧烈，针刺样电击样疼痛，有扳机点，持续时间短，病程呈周期性，很少自愈。

3. 对病人的护理包括遵医嘱给予止痛药，做好口腔护理，对病人进行饮食护理，还要针对病人出现心情和行为的改变给予安抚、增强信心。

【注意事项】

1. 注意三叉神经痛与牙齿疾病的鉴别。

2. 急性期病人避免吹风和寒冷刺激。

【测试题】

一、选择题

1. 三叉神经痛的好发人群是
  A. 儿童   B. 青少年   C. 中年男性
  D. 中年女性   E. 老年人

2. 下列**不是**三叉神经痛表现的是
  A. 疼痛剧烈   B. 呈电击样、针刺样
  C. 夜间疼痛加剧   D. 疼痛有扳机点
  E. 严重者可出现面肌抽搐

3. 对三叉神经痛的护理正确的是
  A. 遵医嘱给予止痛药   B. 急性期宜卧床
  C. 避免吹风和寒冷刺激   D. 做好口腔护理
  E. 以上均正确

二、名词解释

1. 三叉神经痛   2. 扳机点

【选择题参考答案】

1. D   2. C   3. E

第四节　先天性唇腭裂病人的护理

【学习提示】　唇腭裂是口腔颌面部常见的先天畸形。会不同程度地影响病人的进食、吸吮、发音、呼吸等功能，随着年龄长大未得到及时的治疗还会导致患儿自卑、胆小。因此应鼓励患儿及早治疗，治疗均需手术修复，护理除了围手术护理外，后期还要进行语言训练和心理辅导。

【教材概要】

1. 唇腭裂的成因有遗传因素也有孕期的环境因素。

2. 可单独唇裂或单独腭裂，也可两者同时发生。

3. 单侧唇裂修复术一般在婴儿 3～6 个月进行，双侧唇裂宜 6～12 个月施行手术。

【注意事项】

1. 唇腭裂患儿应注意保暖，预防上呼吸道感染的发生。

2. 术后注意减少患儿哭闹，以免增加创口张力。

3. 术后应密切观察体温、伤口出血情况。

【测试题】

选择题

1. 单侧唇裂修复术手术的时间最好在
    A. 刚出生时 　　　　B. 3～6 个月 　　　　C. 6 岁以前
    D. 1～3 岁 　　　　 E. 6～12 岁
2. 唇腭裂导致的功能障碍有
    A. 影响进食 　　　　B. 影响说话 　　　　C. 影响呼吸
    D. 影响吸吮 　　　　E. 以上均有
3. 下列措施不利于唇腭裂患儿术后恢复的是
    A. 进食后用含漱剂漱口　　B. 用奶瓶喂养 　　C. 尽量避免哭闹
    D. 保持呼吸道通畅 　　　　E. 给予营养流食

【选择题参考答案】

1. B 　　2. E 　　3. B

第五章　口腔常见治疗病人的护理及口腔预防保健

第一节　口腔常见治疗病人的护理

【学习提示】　本节主要介绍了几种常见的口腔科治疗术的护理，包括牙拔除术、牙种植术、冷光美白术。介绍了几种治疗方法的适应证和禁忌证，根据适应证和禁忌证以及病人身体状况进行护理评估，制定护理目标，采取术前术后正确的护理措施。

【教材概要】

一、牙拔除术

1. 牙拔除术的适应证是相对的。对于牙体组织病无法修复和利用者、无法治愈的牙周病患牙、牙根中部折断者、额外牙、埋伏阻生牙、滞留乳牙、病灶牙、骨折累及部位牙以及矫正的需要均可进行牙拔除术。

2. 牙拔除术的禁忌证较多，某些全身系统性疾病未经治愈者最好暂缓拔牙，如心脏病、高血压、血液病、糖尿病、肝肾疾病、甲亢、精神疾患以及妊娠及月经期或长期服用抗凝药物或激素类药物者。

3. 术前护理包括心理护理及术前常规的准备。

4. 术中严格遵守无菌操作技术标准，密切观察病人变化。

5. 术后对病人病情观察，做心理护理及健康宣教。

二、牙种植术

牙种植术是指将人工制作的种植体植入颌骨用以修复牙齿缺失，以恢复病人容貌和功能的一种技术手段。

1. 种植系统通常由植入体、基台、上部结构三部分组成。

2. 牙种植术要求种植区要有足够高度和宽度的健康骨质，还要求口腔黏膜健康。

3. 凡属于拔牙禁忌证者一律不能进行牙种植术，另外，对钛金属过敏或有严重的颌骨疾病、牙周病、夜磨牙等均不能做牙种植。

4. 专科护理包括一期手术护理、二期手术护理、修复体制作过程的护理。

三、牙齿冷光美白术

冷光美白是利用冷光与化学美白剂去除牙齿表面及深层附着的色素，从而达到美白的效果，是目前较先进的牙齿美白技术。

1. 冷光美白使用的仪器是冷光美白仪，操作过程需三十分钟，美白效果可维持两年以上。

2. 冷光美白术的适应证包括氟斑牙、四环素牙、茶渍及其他变色牙。

3. 禁忌证包括死髓牙、釉质发育不良及 16 岁以下人群和孕妇。

4. 术前向病人讲解操作过程及可能出现的问题。术中与医生密切配合，准确传递药物，术后交待术后医嘱及生活中注意事项。

【注意事项】

1. 对有过敏史的病人术前要进行麻醉药物或抗生素的过敏皮试试验。

2. 术前需向病人签手术同意书。

3. 拔下颌牙时注意保护病人颞颌关节，并及时抽吸唾液、血液。

4. 牙种植术护理时要密切观察病人生命体征，协助医生暴露术野，及时抽吸唾液血液。

5. 种植术后要立即拍 X 线片，以了解种植体在牙槽骨中的位置。

6. 冷光美白术前需对龋齿、楔状缺损等可能疼痛的牙齿进行止痛处理，以降低术中的牙齿敏感。

7. 冷光美白术操作中病人如体位改变要及时调整冷光灯头，使其始终保持与牙面呈90°角。

8. 若唾液分泌较多渗到前庭沟应及时吸出，以免唾液接触到美白剂，造成黏膜损伤。

【测试题】

一、选择题

1. 下列**不是**牙拔除术禁忌证的是
   A. 心脏病　　　　　　B. 甲亢　　　　　　　C. 类风湿
   D. 急性肝炎　　　　　E. 女性妊娠期

2. 可以做牙种植术的是
   A. 足够高度和宽度的牙槽骨　　　B. 高血压
   C. 颌骨疾病　　　　　　　　　　D. 牙周病
   E. 夜磨牙症

3. 对拔牙术的护理，以下**错误**的是
   A. 术前给病人解释手术方式、注意事项
   B. 为病人进行局部麻醉
   C. 协助完成相关术前检查
   D. 检查病人口内情况、有无义齿等
   E. 准备相应的拔牙器械

4. 牙种植系统中植入病人骨内的部分称为
   A. 植入体　　　　　　B. 骨内钉　　　　　　C. 基台
   D. 固定桥　　　　　　E. 附着体

5. **不可以**做牙齿冷光美白的是
   A. 氟斑牙　　　　　　B. 四环素牙　　　　　C. 死髓牙
   D. 老年人　　　　　　E. 口腔不良习惯

二、名词解释

1. 种植系统　　2. 基台　　3. 冷光美白

【选择题参考答案】

1. C　　2. A　　3. B　　4. A　　5. C

第二节　口腔预防保健

【学习提示】　很多口腔科疾病，比如龋病、牙周病都是不良的口腔卫生习惯导致的疾病。因此，掌握一定的口腔健康知识，养成良好的口腔卫生习惯可有效地防治口腔常见疾病。在学习中，掌握口腔疾病的三级预防原则，学会口腔常见疾病如龋病、牙周病的预防方法，并了解如何对不同人群进行口腔健康教育。

【教材概要】

1. 口腔疾病的三级预防分别为：

一级预防：开展口腔健康教育，合理使用预防措施。

二级预防：早期诊断和早期干预治疗。

三级预防：防止并发症，进行相应的治疗。

2. 龋病的预防　　可通过控制菌斑、应用氟化物、窝沟封闭、预防性充填、减少糖的摄入等方法进行预防。

3. 牙周病的预防　　主要是对牙菌斑进行控制，通过刷牙、牙线等机械性措施，或者一些化学和生物学方法控制菌斑，还要改善食物嵌塞、去除不良习惯、矫治牙列畸形。

4. 正确的刷牙能有效地控制菌斑，首先选用合适的牙刷，使用旋转法、巴斯法或圆弧法刷牙。

【测试题】

一、选择题

1. 对早期龋及牙周病及时进行干预属于口腔疾病的

　　A. 一级预防　　　　　　　B. 二级预防　　　　　　　C. 三级预防

　　D. 四级预防　　　　　　　E. 特级预防

2. 下列措施**不是**预防龋病的基础措施的是

　　A. 刷牙　　　　　　　　　B. 局部涂氟　　　　　　　C. 洁治术

　　D. 窝沟封闭　　　　　　　E. 减少糖的摄入

3. 最常用的口腔卫生用品是

　　A. 牙刷　　　　　　　　　B. 牙间隙刷　　　　　　　C. 牙膏

　　D. 冲牙器　　　　　　　　E. 牙线

4. 牙周病病人应采用的刷牙方式是

　　A. 旋转式　　　　　　　　B. 巴斯法　　　　　　　　C. 圆弧法

　　D. 竖刷法　　　　　　　　E. 横刷法

二、名词解释

1. 窝沟封闭　　2. 预防性充填　　3. 巴斯刷牙法

【选择题参考答案】

1. B　　2. C　　3. A　　4. B

（吴雅楠）

附录　五官科临床常用药物

一、眼科常用药物

药 品 名 称	作用及适应证	用 法 用 量
洗眼液		
0.9％氯化钠溶液	稀释酸碱化学药物、冲洗结膜囊、清洁眼表等	洗眼
2％～3％硼酸溶液	中和碱性化学药物、有收敛血管作用	洗眼
3％碳酸氢钠溶液	中和酸性化学药物	洗眼
表面麻醉药		
0.5％～1％丁卡因眼液	眼表面麻醉。用于眼科检查及小手术	滴眼，1～2滴/次，1次/5分钟，共3次
0.4％盐酸奥布卡因眼液	眼表面麻醉。用于眼科检查及小手术	滴眼，1～2滴/次，1次/5分钟，共3次。可根据年龄、体质适当增减
0.5％丙氧苯卡因眼液	眼表面麻醉。用于眼科检查及小手术	滴眼，1～2滴/次，1次/5分钟，共3次
散瞳药		
0.5％～1％阿托品眼液（眼膏）	散瞳、麻痹睫状肌。用于角膜炎、虹膜睫状体炎。儿童散瞳验光。原发性青光眼禁用，40岁以上者慎用	滴眼，1滴/次，2次/天。滴眼后压迫泪囊2～3分钟或遵医嘱
0.5％～1％托吡卡胺眼液	散瞳，作用持续时间短，作用快。用于成人散瞳验光和假性近视治疗	滴眼，1～2滴/次，间隔5分钟滴第二滴，滴眼后压迫泪囊2～3分钟
2％后马托品眼液	散瞳，作用慢。用于散瞳验光及眼底检查	滴眼，1～2滴/次，间隔5分钟滴第二滴，滴眼后压迫泪囊2～3分钟
氨基糖苷类		
妥布霉素滴眼液（眼膏）	抗菌消炎。用于敏感细菌所致的外眼及附属器的局部感染	滴眼：轻、中度感染，1～2滴/次，1次/4小时；重度感染，2滴/次，1次/小时。涂眼：轻度及中度感染，2～3次/日，病情缓解后减量

续表

药 品 名 称	作用及适应证	用 法 用 量
庆大霉素眼液（眼膏）	抗菌消炎。用于葡萄球菌属及敏感革兰阴性杆菌所致的结膜炎、角膜炎、泪囊炎	滴眼，1～2 滴/次，3～5次/日；眼膏涂眼 1 次/睡前
喹诺酮类		
0.3％氧氟沙星眼液	抗菌消炎。用于细菌性外眼感染、沙眼及新生儿急性滤泡性结膜炎	滴眼，1～2 滴/次，3～5次/日或遵医嘱
0.3％左氧氟沙星眼液	抗菌消炎。用于敏感细菌引起的细菌性结膜炎、细菌性角膜炎	滴眼，1～2 滴/次，3～5次/日。推荐疗程：细菌性结膜炎 7 天，细菌性角膜炎 10～14 天
0.3％环丙沙星眼液	抗菌消炎。用于敏感菌引起的外眼部感染（如结膜炎等）	滴眼，1～2 滴/次，3～6次/日，疗程为 6～14 日
氯霉素类		
0.25％～0.5％氯霉素眼液	抗菌消炎。用于结膜炎、沙眼、角膜炎和眼睑缘炎	滴眼，1～2 滴/次，3～5次/日
四环素类		
0.5％四环素眼膏	抗菌消炎。用于敏感病原菌所致结膜炎、眼睑炎、角膜炎、沙眼等	涂眼，1～2 次/日，最后一次宜在睡前使用
金霉素眼膏	抗菌消炎。用于细菌性结膜炎、麦粒肿及细菌性眼睑炎。也用于治疗沙眼	涂眼，1～2 次/日，最后一次宜在睡前使用
大环内酯类		
0.5％红霉素眼膏	抗菌消炎。用于沙眼、结膜炎、角膜炎，预防新生儿淋球菌及沙眼衣原体眼部感染	涂眼，2～5 次/日，最后一次宜在睡前使用
多黏菌素类		
0.1％～0.25％多黏菌素 B 眼液	抗菌消炎。用于铜绿假单胞菌引起的眼部感染	滴眼，最初 5～10 分钟 1次，4～5 次/日，以后逐渐减少次数
磺胺类		
4％磺胺嘧啶眼液	抗菌消炎。用于外眼感染性疾病，如细菌性睑缘炎、结膜炎、角膜炎和泪囊炎等，对沙眼亦有效	滴眼。1～2 滴/次，3～5次/日
利福平		
0.1％利福平眼液（眼膏）	抗菌消炎。用于沙眼、结膜炎、角膜炎等	滴眼，1～2 滴/次，4～6次/日。使用前，请将滴丸放入缓冲液中，振摇，使完全溶解；涂眼 1 次/睡前
抗病毒药		
0.5％利巴韦林（病毒唑）眼液	抑制病毒。用于单纯疱疹病毒性角膜炎及各种病毒性眼病	滴眼，1～2 滴/次，1 次/小时，好转后 1 次/2 小时

续表

药 品 名 称	作 用 及 适 应 证	用 法 用 量
0.1%阿昔洛韦（无环鸟苷）眼液或眼膏	抑制病毒。用于单纯疱疹病毒性角膜炎	涂眼，4~6 次/日
更昔洛韦眼用凝胶	抑制病毒。用于单纯疱疹病毒性角膜炎	涂眼，一次约 8mm，4 次/日，疗程 3 周
抗真菌药		
2%咪康唑眼液（眼膏）	抗真菌感染。用于真菌感染引起的角膜炎	滴眼，4~6 次/日；涂眼，1 次/睡前
糖皮质激素类		
0.1%地塞米松眼液（眼膏）	抗炎、抗过敏。用于虹膜睫状体炎、虹膜炎、角膜炎、过敏性结膜炎、眼睑炎、泪囊炎等	涂眼，3~4 次/日，用前摇匀
非甾体抗炎药		
0.1% 双氯芬酸钠眼液	消炎、解热、镇痛。用于非感染性葡萄膜炎、角膜炎、巩膜炎，过敏性眼病，术后抗炎	滴眼，4~6 次/日，1 滴/次；眼科手术前 3、2、1 和 0.5 小时各滴眼一次，1 滴/次。白内障术后 24 小时开始用药，4 次/日，持续用药两周；角膜屈光术后 15 分钟即可用药，4 次/日，持续用药 3 天
0.1%普拉洛芬眼液	消炎、解热、镇痛。用于外眼及眼前节炎症的对症治疗	滴眼 1~2 滴/次，4 次/日。根据症状可以适当增减次数
氟比洛芬眼液	消炎、解热、镇痛。用于术后抗炎，巨乳头性结膜炎。抑制内眼手术中的瞳孔缩小	抑制内眼手术时的瞳孔缩小：术前 2 小时开始滴眼，1 滴/半小时，共 4 次。消炎和术后消炎：3~4 次/日，1 滴/次，用药 2~3 周。激光小梁成形术后：3~4 次/日，1 滴/次；用药 1~2 周
抗变态反应药		
2%色甘酸钠眼液	抗过敏。用于过敏性结膜炎、春季卡他性结膜炎	滴眼，1~2 滴/次，4 次/天，重症病人可增加至 6 次。在好发季节提前 2~3 周使用
0.05%左卡巴斯汀眼液	抗过敏。用于治疗过敏性结膜炎	滴眼，3~4 次/日，1 滴/次
抗青光眼药		
2%毛果芸香碱眼液或眼膏	缩瞳、降眼压。用于急性闭角型青光眼，慢性闭角型青光眼，开角型青光眼，继发性青光眼等	滴眼 2~3 次/日；涂眼 1 次/睡前

药 品 名 称	作用及适应证	用 法 用 量
0.5%噻吗洛尔眼液	减少房水分泌、降眼压。用于各型青光眼、高眼压症	滴眼，1 滴/次，1～2 次/日
0.5%左布诺洛尔眼液	减少房水分泌、降眼压。用于各型青光眼、高眼压症	滴眼，1滴/次，1～2次/日，滴眼后指压泪囊区3～5分钟
0.004%曲伏前列腺素眼液	促进房水排出、降眼压。用于开角型青光眼、高眼压症	滴眼，1次/晚
防白内障药		
0.1%苄达赖氨酸	预防和治疗白内障。用于早期老年性白内障	滴眼，3 次/日，1～2 滴/次或遵医嘱
2%谷胱甘肽眼液	延缓白内障的发展。用于早期老年性白内障	滴眼，1～2 滴/次，4～8 次/日
吡诺克辛钠眼液	延缓白内障的发展。用于各类型白内障	滴眼，3～4 次/日，1～2 滴/次
血管收缩剂		
0.025%羟甲唑啉眼液	收缩血管、减轻结膜充血。用于缓解过敏性、非感染性结膜炎的眼部症状	滴眼，1～2 滴/次，每 8 小时 1 次
维安啉眼液	收缩血管、减轻结膜充血。用于视疲劳、结膜充血	滴眼，1～2 滴/次，4～6 次/日
收敛剂		
硝酸银	预防新生儿脓漏眼。临床上常用 1%的眼药水作为新生儿预防眼炎	可用本品 0.5～1%溶液滴于新生儿结膜囊内
染色剂		
2%荧光素钠眼液（试纸）	角膜染色。用于结膜、角膜上皮缺损的诊断，以及眼底血管荧光造影、虹膜血管造影及结膜微循环研究	滴眼只用一次
人工泪液		
1%复方硫酸软骨素	湿润和润滑眼部。用于视疲劳，干眼症	滴眼。4～6 次/日，或有需要时滴眼 2～3 滴/次
羟糖苷眼液	湿润和润滑眼部。用于减轻各种原因所引起的眼部干涩、刺痛等不适症状，保护眼球免受刺激	根据需要滴眼，1～2 滴/次，4～6 次/日
0.1%透明质酸钠眼液	湿润和润滑眼部。用于眼干燥综合征、角膜上皮损伤	滴眼，11 滴/次，5～6 次/日，可根据症状适当增减
其他		
0.1%环孢素 A 眼液	用于角膜移植术后排斥反应及葡萄膜炎等免疫性疾病	滴眼，3～4 次/日

二、耳鼻咽喉科常用药物

药 品 名 称	作 用 及 适 应 证	用 法 用 量
耳科常用药		
3％双氧水洗耳液	消毒防腐，用于清除外耳道脓液	洁耳，每日 3～4 次
0.25％～0.5％氯霉素滴耳液	广谱抗微生物作用，用于治疗敏感细菌感染引起的外耳炎、急慢性中耳炎	滴于耳道内，一次 2～3 滴，一日 3 次
0.3％氧氟沙星滴耳液	广谱抗菌作用，尤其对需氧革兰阴性杆菌的抗菌活性高，用于治疗敏感菌引起的中耳炎、外耳道炎、鼓膜炎	滴耳，成人一次 6～10 滴，一日 2～3 次。滴耳后进行约 10 分钟耳浴。根据症状适当增减滴耳次数。对小儿滴数酌减
4％硼酸甘油滴耳液	抑菌、防腐。用于治疗急、慢性中耳炎	滴耳，一日 2～3 次。
4％硼酸酒精滴耳液	有消毒，杀菌作用。用于治疗慢性化脓性中耳炎	滴耳，一日 3 次。
2％～5％酚甘油滴耳液	有消毒，杀菌作用。用于治疗慢性化脓性中耳炎	滴耳，一日 3 次。
2％水杨酸酒精滴耳液	抑菌、制霉、止痒。用于外耳道霉菌感染	滴耳，一日数次。使用一周后应暂停
5％碳酸氢钠滴耳液（苏打水）	软化耵聍（耳垢）及冲洗耳道。用于治疗外耳道耵聍栓塞	滴耳，成人，一次 2～3 滴，儿童酌减，一日 3～5 次
制霉菌素冷霜	杀真菌作用。用于治疗外耳的真菌感染	用棉签蘸本品涂敷于真菌感染部位
达克宁霜	抗真菌、止痒，用于外耳道真菌病	涂外耳道，每日 1～2 次
鼻科常用药		
呋喃西林麻黄碱滴鼻液	收缩鼻黏膜血管，缓解鼻黏膜充血、水肿，用于缓解急、慢性鼻炎的鼻塞症状。止鼻血	滴鼻，一次 1～3 滴，一日 3～4 次
麻黄碱地塞米松滴鼻液	减轻鼻腔黏膜水肿，通气，抗过敏。用于治疗变应性鼻炎	滴鼻，3 次/日
2％色甘酸钠滴鼻液	抑制过敏介质的释放。用于治疗变应性鼻炎	滴鼻，成人一次 5～6 滴；儿童一次 2～3 滴，3～4 次/天
丙酸倍氯米松（伯克钠）鼻喷雾剂	抑制 IgE 合成。预防和治疗常年性及季节性的过敏性鼻炎和血管舒缩性鼻炎	成年人一次每鼻孔 2 撤，一日 2 次，也可一次每鼻孔 1 撤（50μg），一日 3～4 次，一日总量不可超过 8 撤（400μg）

续表

药品名称	作用及适应证	用法用量
盐酸左卡巴斯汀（立复汀）鼻喷雾剂	抗组胺，用于变应性鼻炎的治疗	常规剂量每鼻孔每次喷两下，每日两次，用前必须摇匀
丙酸氟替卡松（辅舒良）鼻喷雾剂	增强局部抗感染活性和降低全身糖皮质激素反应。本品用于预防和治疗季节性过敏性鼻炎和常年性过敏性鼻炎	每日1次，每个鼻孔1喷。早晨用药为好，每日最大剂量每个鼻孔不超过4喷
复方薄荷樟脑滴鼻剂	滋润及保护鼻腔黏膜，刺激鼻黏膜的细胞再生，用于治疗干燥性鼻炎、萎缩性鼻炎及鼻出血等	滴鼻，1～2滴/次，3～4次/日
开瑞坦片（氯雷他定）	用于缓解变应性鼻炎有关的症状，如喷嚏、鼻痒、流涕、鼻塞及烧灼感	口服，成人及12岁以上儿童：1次/日，1片（10mg）/次。儿童按体重计算
鼻窦炎口服液	通利鼻窍。用于鼻塞不通，流黄稠涕；急、慢性鼻炎，副鼻窦炎等	口服，一次10ml，一日3次，20日为一疗程
鼻渊舒口服液	通利鼻窍。用于鼻塞不通、流黄稠涕、急慢性鼻炎、副鼻窦炎	口服，一次10ml，一日2～3次，7日为一疗程
霍胆丸	芳香化浊，清热通窍。用于湿浊内蕴、胆经郁火所致的鼻塞、流清涕或浊涕、前额头痛	口服，一次3～6g（即外盖的半盖至一盖），一日2次
千柏鼻炎片	清热解毒，活血祛风，宣肺通窍。用于急、慢性鼻炎、鼻窦炎	口服，一次3～4片，一日3次

咽喉科常用药

药品名称	作用及适应证	用法用量
复方硼砂溶液（Dobell液）	杀菌、收敛、止痛等。用于急、慢性咽炎、扁桃体炎及咽部手术后口腔消毒防腐	微温含漱，一次含漱5分钟后吐出，一日3～4次
口泰漱口液	适用于牙龈炎、口腔黏膜炎、咽炎，牙科手术后的日常清洁护理	成人一次10～15ml，儿童一次5～8ml，每次含漱1～3分钟
复方碘甘油	有消毒防腐作用，用于治疗慢性咽炎、萎缩性咽炎、咽干燥症、牙龈炎、牙间乳头炎、冠周炎和牙周炎	涂抹患处，一日3次
复方草珊瑚含片	疏风清热，消肿止痛，清利咽喉用于治疗急性咽喉炎、扁桃体炎	含服，一次2片（小片），每隔2小时一次，一日6次
西瓜霜含片	清热解毒，消肿利咽。用于缓解咽痛，咽干，灼热，声音不扬或西医诊断的急慢性咽炎，有上述症状者	含服，一次1片，一日6次
华素片（西地碘片）	消炎、止痛、消肿用于慢性咽喉炎、口腔溃疡、慢性牙龈炎、牙周炎	口含，成年人，一次1片，一日3～5次
牛黄解毒片	清热解毒。用于火热内盛，咽喉肿痛，牙龈肿痛，口舌生疮，目赤肿痛	口服一次3片，一日2～3次

续表

药品名称	作用及适应证	用法用量
金嗓散结丸	清热解毒，活血化瘀，利湿化痰。用于热毒蓄结、气滞血瘀而形成的慢喉瘖（声带小结、声带息肉、声带黏膜增厚）及由此而引起的声音嘶哑等症	口服，一日2次，一次60～120粒
金嗓开音丸	清热解毒，疏风利咽。用于风热邪毒引起的咽喉肿痛，声音嘶哑，急性、恶急性咽炎、喉炎等	口服，水蜜丸60～120丸（6g～12g），一日2次
金嗓利咽丸	疏肝理气，化痰利咽。用于痰湿内阻、肝郁气滞所致的咽部异物感、咽部不适，声音嘶哑，声带肥厚	口服，一次60～120粒，一日2次
金嗓清音丸	养阴清肺，化痰利咽。用于阴虚肺热而致的咽喉肿痛，慢性咽炎、喉炎	口服，大蜜丸一次1～2丸，水蜜丸60～120粒（6g～12g），一日2次
黄氏响声丸	利咽开音、清热化痰、消肿止痛。用于治疗急慢性喉炎引起的声音嘶哑	口服，20粒/次，3次/天

三、口腔科常用药物

（一）牙体牙髓药物

药物名称	作用及适应证	用法用量
75%氟化钠甘油糊剂	防龋、脱敏	清洁、吹干患牙，用小棉球蘸少量糊剂涂擦牙面
2%氟化钠溶液	局部防龋	清洁、吹干牙面，用小棉球蘸药水涂患处2～3分钟，再吹干反复涂药2～3次，每周1次
氨硝酸银	用于乳牙浅龋和后牙牙本质过敏的脱敏治疗	干燥牙面，局部涂擦1分钟，吹干后可涂擦丁香油还原，再吹干
樟脑粉合剂	镇痛、杀菌防腐，用于窝洞及根管消毒和牙髓炎止痛	①窝洞消毒：用蘸药小棉球涂擦窝洞1分钟；②镇痛：把蘸药小棉球放入洞内即可；③根管消毒：把蘸药棉捻封入根管2～3天
75%乙醇溶液	使蛋白质变性，用于窝洞消毒	用蘸药小棉球涂擦窝洞1分钟
碘酚溶液	可使蛋白质凝固，沉淀用于牙本质过敏	用蘸药小棉球涂擦牙合面过敏区，并用烧热器械烫小棉球，可重复2次
碘化银	碘酊与硝酸银反应生成碘化银并沉积在牙本质小管内，起到脱敏作用。可用于前、后牙脱敏	干燥牙面后，用碘酊棉球涂擦牙面，吹干后再用硝酸银涂擦，可反复几次

续表

药物名称	作用及适应证	用法用量
丁香油酚	牙髓镇痛，硝酸银还原	将丁香油酚小棉球置于开孔处即可
氧化锌丁香油糊剂	安抚镇痛，抑菌防腐	将粉液调成糊状使用
氢氧化钙盖髓剂	抑制细菌生长、中和酸性产物、促进修复性牙本质形成，可用于间接盖髓或直接盖髓	将粉液调成糊，放入深龋的洞底或直接放置在新鲜暴露的牙髓表面
亚砷酸	能使组织坏死且无自限性，用于失活牙髓，但要严格掌握药量和封药时间	取粟粒大小亚砷酸置于露髓孔处，暂封，封药时间：24～48小时
金属砷	失活牙髓，但作用比亚砷酸缓和，用于乳牙的牙髓失活	取粟粒大小的金属砷放在穿髓孔处，暂封，封药时间：5～7天
干髓糊剂	杀菌力强，可使根髓保持长期无菌、干固状态用于干髓术	牙髓失活后去除冠髓，将干髓剂放在根管口处根髓的断面上，约1mm厚，垫底后充填
3%过氧化氢溶液	遇到组织能产生气泡，具有清洗杀菌除臭、止血作用，用于冲洗感染根管和牙周袋	用蘸药棉捻擦洗根管或用注射器插入根管缓慢冲洗，清除残屑
甲醛甲酚溶液	为强消毒防腐剂，用于根管消毒	把蘸药的棉捻或纸捻封入根管，封药时间为5～7天，因本药刺激性大，蘸药切勿过饱和
氧化锌丁香油糊剂	呈微碱性，可促进根尖利于修复，用于根管充填肉芽组织生长	将粉液调成糊状，用根管充填器或扩大针等送入根管内

（二）牙周病药物和含漱剂

药品名称	作用及适应证	用法用量
碘甘油	有消炎收敛作用，腐蚀作用弱，用于牙髓炎、牙周炎和冠周炎	冲洗擦干局部，可用镊子尖夹住少量药液送入龈沟、牙周袋及冠周盲袋内
碘酚液	杀菌力强，对软组织有较强的腐蚀性，用于烧灼牙周袋内壁或瘘管的肉芽组织	局部隔湿擦干，把蘸药棉捻插入牙周袋或瘘管内，注意保护正常组织
牙周塞治剂	有收敛、止血、止痛、防腐和保护创面的作用，用于牙龈、牙周手术后	将粉液调成面团状，搓成条并压在局部创面上，再用湿棉球把塞治剂表面压平，1周后去除
0.12%～0.2%氯己定溶液	为广谱杀菌剂，能抑制菌斑形成且效果明显，用于预防牙龈炎和龋病，治疗口腔溃疡及真菌感染，口腔手术前后使用可预防伤口感染	含漱，每天3次，每次1分钟。治疗溃疡时，可用0.12%药液局部涂抹

（注：因本学习指导篇幅所限，上述药物的成分、规格型号、不良反应、禁忌、药理毒理等内容不能详述，请在使用时详细阅读药品说明书并在医师指导下使用）